Dr. Amruta More
Dr. Gautam Shetty
Dr. Shwetha Poovani

MATERIAL PEEK EM IMPLANTOLOGIA DENTÁRIA

Dr. Amruta More
Dr. Gautam Shetty
Dr. Shwetha Poovani

MATERIAL PEEK EM IMPLANTOLOGIA DENTÁRIA

Mastering PEEK in Implant Dentistry: Inovações e técnicas de ponta para um melhor tratamento dos pacientes

ScienciaScripts

Imprint
Any brand names and product names mentioned in this book are subject to trademark, brand or patent protection and are trademarks or registered trademarks of their respective holders. The use of brand names, product names, common names, trade names, product descriptions etc. even without a particular marking in this work is in no way to be construed to mean that such names may be regarded as unrestricted in respect of trademark and brand protection legislation and could thus be used by anyone.

Cover image: www.ingimage.com

This book is a translation from the original published under ISBN 978-620-8-17082-0.

Publisher:
Sciencia Scripts
is a trademark of
Dodo Books Indian Ocean Ltd. and OmniScriptum S.R.L publishing group

120 High Road, East Finchley, London, N2 9ED, United Kingdom
Str. Armeneasca 28/1, office 1, Chisinau MD-2012, Republic of Moldova, Europe
Printed at: see last page
ISBN: 978-620-8-32932-7

Dedicação

Aos meus pacientes, cuja confiança e resiliência inspiram a minha dedicação ao avanço dos cuidados dentários, e aos meus colegas e mentores, pelo seu apoio e orientação inabaláveis. Devo imensa gratidão à minha família pelo seu amor e encorajamento sem fim, e aos meus pais pelos seus sacrifícios e crença nos meus sonhos. Os meus professores moldaram profundamente o meu caminho com a sua sabedoria. Este livro é também dedicado aos futuros profissionais de medicina dentária, na esperança de que sirva como um farol de conhecimento e inovação na implantologia dentária. Com profunda gratidão e respeito,

- Dr. Amruta More

Autores

Dr. Amruta More
MDS
Departamento de Dentisteria Protética

sob o controlo e a orientação de

DR. GAUTAM SHETTY

PROFESSOR E GUIA

DR. SHWETHA POOVANI

PROFESSOR e DIRETOR DO DEPARTAMENTO

RAJARAJESWARI DENTAL COLLEGE AND HOSPITAL
BANGALORE, KARNATAKA

RAJIV GANDHI UNIVERSITY OF HEALTH SCIENCES
BANGALORE, KARNATAKA

Prefácio

O campo da implantologia dentária tem assistido a avanços notáveis e, entre os materiais inovadores que têm surgido nos últimos anos, o poliéter-éter-cetona (PEEK) tem ganho uma atenção considerável. O objetivo de "PEEK Material in Implant Dentistry" é explorar as propriedades únicas e as potenciais aplicações deste polímero versátil. Como cirurgião ortopédico e profissional de medicina dentária, observei em primeira mão o impacto transformador dos materiais de ponta nos resultados dos doentes e na eficiência do tratamento.

Este livro foi concebido para servir como um guia completo para profissionais, investigadores e estudantes de medicina dentária, aprofundando os antecedentes científicos, as aplicações clínicas e as perspectivas futuras do PEEK na implantologia dentária. Ao apresentar análises pormenorizadas, estudos de casos e perspectivas práticas, espero contribuir para o discurso em curso sobre o aumento da eficácia e da estética dos implantes dentários.

Agradeço sinceramente aos meus doentes, cujas experiências impulsionaram a minha paixão pela inovação. Agradeço também aos meus colegas, mentores e família pelo seu apoio e encorajamento inabaláveis ao longo deste percurso. Espero sinceramente que este livro sirva como um recurso valioso, inspirando mais investigação e avanços no campo da implantologia dentária.

Dr. Amruta More (MDS)

RECONHECIMENTO

Antes de mais, gostaria de louvar e agradecer a Deus Todo-Poderoso pelas inúmeras bênçãos e por me ter dado força e coragem para ultrapassar os obstáculos ao longo da minha vida.

Gostaria de exprimir a minha sincera gratidão ao meu mentor, Dr. Gautam Shetty, Professor e Diretor do Departamento de Medicina Dentária Digital na Faculdade de Medicina Dentária e Hospital Rajarajeswari, pela sua paciência, orientação consistente e apoio inabalável ao longo deste estudo. Sem os seus conselhos oportunos, supervisão e motivação, teria sido impossível concluir este livro.

Agradeço ao meu estimado professor e orientador, Dr. Shwetha Poovani, Professor, que demonstrou a atitude e a substância do génio. Transmitiu, de forma contínua e persuasiva, um espírito de aventura relativamente à investigação e ao ensino. Estou grato pelas suas sugestões, supervisão, orientação inestimável e esforço excecional para oferecer toda a ajuda possível na redação deste livro. Foi uma grande honra concluir este trabalho sob a sua orientação.

Os meus sinceros agradecimentos a todos os outros membros do corpo docente pela sua orientação durante o meu curso de pós-graduação. Expresso o meu profundo apreço ao Dr. Krishna Kumar, Professor, à Dra. Srilakshmi, Professora, à Dra. Madhuri, Leitora, à Dra. Sindhu K, Leitora, à Dra. Maria Jenifer, Professora Catedrática, à Dra. Midhula, Professora Catedrática, ao Dr. Shajith, Professor Catedrático, à Dra. Suguna, Professora Catedrática, e ao Dr. Ravikumar B.J, Tutor, pelo seu apoio.

Os meus sinceros agradecimentos ao nosso diretor, Dr. Rajkumar Alle, por me ter dado a oportunidade e a autorização para realizar este estudo. Agradeço também com profunda reverência ao Dr. Edwin Devadoss, Diretor do Rajarajeswari Dental College & Hospital, Bengaluru, pelo seu apoio e encorajamento. Os meus agradecimentos ao Dr. A. C. Shanmugam, Presidente do Rajarajeswari Group of Institutions, por me ter dado a oportunidade de estudar nesta estimada instituição.

Conteúdo

INTRODUÇÃO

O objetivo da medicina dentária moderna é devolver ao doente o contorno, a função, o conforto, a estética, a fala e a saúde normais, quer se trate da perda de estrutura dentária por cárie ou da substituição de vários dentes em falta.[1] Os dentes são concebidos para toda a vida, mas muitas vezes os pacientes perdem os dentes parcial ou totalmente devido a causas como cáries dentárias, problemas periodontais, traumatismos acidentais, envelhecimento, congénitos, etc.[2] Os implantes dentários provaram ser uma modalidade de tratamento bem sucedida na substituição de dentes perdidos há mais de meio século.[3] São considerados na medicina dentária como uma modalidade de tratamento importante, que revolucionou a forma como os dentes em falta são substituídos com uma taxa de sucesso a longo prazo.[3]

"O implante dentário é um material aloplástico e biocompatível colocado no osso maxilar endósseo ou subperiosteal para suportar uma prótese fixa ou para estabilizar uma prótese removível." [2]

As três partes principais da maioria dos implantes dentários são o pilar do implante, o pilar e a coroa. Fixação (poste do implante).

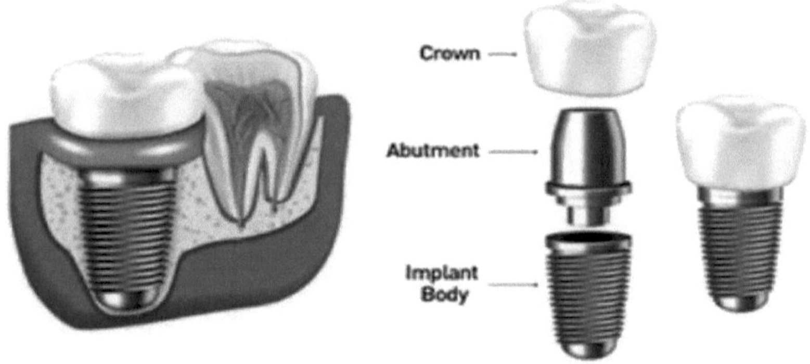

O acessório é um parafuso inserido no osso maxilar durante um curto procedimento cirúrgico utilizando uma cirurgia avançada guiada por computador. O acessório real assemelha-se um pouco à raiz do seu dente, que é precisamente a forma como foi concebido, por isso, se vir um pilar de implante, poderá reparar que a sua extremidade é cónica, tal como a raiz de um dente verdadeiro. O pilar é uma pequena peça de ligação que se situa entre o pilar do implante e a prótese. Um lado é concebido para ser aparafusado no interior do pilar do implante, enquanto o outro lado é utilizado para aderir a uma prótese dentária. Existem diferentes tipos de pilares que podem ser utilizados, dependendo do tipo de prótese que precisa de ser suportada.

O termo prótese, na maioria dos casos, é utilizado para designar a substituição de um membro, normalmente um braço ou uma perna. No entanto, quando se trata de implantes dentários, uma prótese refere-se a um dente artificial. Por definição, uma prótese é uma parte artificial do corpo, e quando se fala de uma prótese *de implante dentário*, referimo-nos a duas partes diferentes, a inserção metálica que se liga ao maxilar e o próprio dente.

O sucesso de um implante dentário depende principalmente da capacidade de integração do material do implante com o tecido circundante.[3] No entanto, esta integração é influenciada por vários outros factores, como o material do implante, a qualidade e a quantidade de osso. As condições de carga do implante também desempenham um papel importante.3 O sucesso de um implante também depende do tipo de material utilizado para a superestrutura do implante. Atualmente, estão a ser utilizados muitos materiais para as próteses sobre implantes, tais como coroas de porcelana fundida com metal (PFM), coroas totalmente em cerâmica, coroas totalmente fundidas e coroas de resina acrílica[4] . Cada um destes materiais tem as suas próprias vantagens e limitações.[4]

Nos últimos tempos, a poliéter-éter-cetona (PEEK) tornou-se uma fonte de interesse para a investigação e está a ser testada para vários fins protéticos e de restauração[4] . A poliéter-éter-cetona é um material sintético, polimérico e orgânico, desenvolvido em 1978, que se caracteriza por uma boa resistência química, boas propriedades mecânicas e biocompatibilidade.[4] É um material da cor dos dentes que tem sido recentemente utilizado como material de implante dentário quando a estética é uma preocupação importante. A poliéter-éter-cetona também está a ser utilizada para a superestrutura do implante, o pilar, a fixação do implante e as próteses híbridas suportadas por implantes[4] . O material PEEK tem um módulo de elasticidade próximo do do osso. Por conseguinte, a qualidade de absorção de choques do PEEK tem a vantagem de provocar menos tensões no osso e, consequentemente, menos reabsorção[7] . A biocompatibilidade do material PEEK é superior à das cerâmicas à base de metal[7] . Como o PEEK é mais leve, pode ser uma alternativa adequada às cerâmicas de crómio-cobalto. Além disso, não sofre corrosão quando em contacto com outros metais na boca. O PEEK não é solúvel em água e tem uma baixa reatividade com outros materiais, pelo que poderá ser uma alternativa adequada para doentes com alergia a metais ou sensíveis ao sabor metálico 7. A poliéter-éter-cetona é também compatível com as modernas tecnologias de imagiologia.[4]

A modificação da superfície do PEEK parece melhorar a adesão celular, a proliferação, a biocompatibilidade e as propriedades osteogénicas dos materiais de implante PEEK. O PEEK também influenciou a estrutura do biofilme e reduziu as hipóteses de inflamação periimplantar. É necessária mais investigação e um maior número de ensaios clínicos controlados sobre o implante PEEK num futuro próximo, para que este possa substituir o titânio no futuro[6]

REVISÃO DA LITERATURA

O material de poliéter-éter-cetona (PEEK) é um polímero policíclico, aromático, termoplástico, semi-cristalino e com uma estrutura linear. O PEEK tem boas propriedades mecânicas e eléctricas, como a resistência a altas temperaturas e a resistência à hidrólise. Além disso, devido à propriedade de elevada biocompatibilidade, a utilização do PEEK tem aumentado em casos de ortopedia e traumatologia. A propriedade mais caraterística do material PEEK é o facto de ter um módulo de elasticidade baixo, próximo do do osso. Sugeriu-se que os problemas baseados no stress poderiam ser reduzidos com este material devido ao baixo módulo de elasticidade. À luz desta informação, o material PEEK pode ser considerado como uma alternativa aos materiais convencionais no domínio da medicina dentária.

Foi realizado um programa experimental para compreender como as alterações nas condições de processamento afectam a morfologia e, em última análise, o desempenho dos compósitos de fibra de carbono à base de poliéter-éter-cetona (PEEK). Concluiu que a condição de recozimento, que permitiu uma elevada cristalinidade mas numa matriz de esferulitos mais pequenos, resultou em propriedades intermédias entre o arrefecimento lento e o arrefecimento rápido, sugerindo que tanto o tamanho dos esferulitos como o grau de cristalinidade são importantes na caraterização destes materiais. Em contraste, o envelhecimento físico não resultou numa degradação das propriedades mecânicas. [7]

Um estudo avaliou o comportamento mecânico de compósitos de PEEK com fibras curtas, em que compósitos de PEEK reforçados com fibras curtas de vidro (GF) e de carbono (CF) foram preparados por moldagem por injeção e depois caracterizados microestruturalmente. O seu comportamento mecânico foi determinado por dois métodos diferentes: um ensaio de tração unidirecional clássico e uma técnica ultra-sónica de imersão. O efeito de reforço das fibras é discutido no contexto da teoria do reforço de Bowyer e Bader. A resistência ao cisalhamento interfacial e o comprimento crítico das fibras na rotura são calculados para ambos os

compósitos PEEK/GF e PEEK/CF. Os exames das superfícies de fratura dos espécimes de tração uniaxial revelaram uma maior adesão das fibras de carbono à matriz PEEK em relação à adesão relativa às interfaces PEEK de fibra de vidro. [8]

Uma série de casos utilizou um novo pilar de transição (PEEK) para uma estética e função imediatas. O pilar provisório de plástico de poli-cetona proporcionou uma opção de baixo custo para o suporte de restaurações provisórias fixas. Este material pode ser facilmente modificado para suportar uma prótese provisória que é entregue no momento da colocação do implante. Concluíram que, quando combinada com um planeamento e coordenação de tratamento adequados, a utilização destes materiais recentemente desenvolvidos permite o controlo das despesas e a facilidade de utilização para o dentista e o desenvolvimento de uma estética estável para os pacientes.[9]

Um estudo avaliou a resistência de ligação à tração (TBS) entre resinas de revestimento e poliéter-éter-cetona (PEEK) após pré-tratamento com sistemas adesivos. Foram fabricados 56 discos de PEEK, submetidos a uma abrasão ao ar e divididos em seis grupos de pré-tratamento: Z-Prime Plus, Ambarino P60, Monobond Plus, Visio.link, Signum PEEK Bond e grupo de controlo sem pré-tratamento. Cada grupo foi dividido em três subgrupos de diferentes resinas de revestimento Sinfony, GC Gradia e VITA VM LC. Após a preparação dos espécimes com uma área de ligação de 6,6 mm, metade de cada subgrupo foi testada inicialmente e a outra metade foi submetida a um ciclo térmico. As medições TBS foram analisadas estatisticamente. Os grupos sem pré-tratamento e os grupos pré-tratados com Z-Prime Plus e Ambarino P60 não apresentaram TBS. O pré-tratamento com Monobond Plus aumentou os valores de TBS. Os valores mais elevados de TBS antes e depois da termociclagem entre o PEEK e todas as resinas de revestimento testadas foram observados para os grupos pré-tratados com Visio.link e Signum PEEK Bond.[10]

Foi realizado um estudo para avaliar as propriedades da superfície da poliéter-éter-cetona (PEEK) e a sua força de ligação com duas resinas de revestimento após diferentes métodos de condicionamento, bem como a carga de fratura de próteses dentárias fixas de três unidades em PEEK. Os resultados mostraram que as superfícies de PEEK revestidas com sílica apresentaram a maior molhabilidade. A rugosidade mais elevada e os ângulos de contacto mais baixos foram observados para as superfícies de PEEK revestidas a sílica e aeradas a 110 pm. Os valores mais elevados de resistência ao cisalhamento foram, no entanto, alcançados no grupo tratado com ácido. Os FDPs de três unidades de PEEK mostraram uma carga de fratura média de 1383 N com uma deformação plástica a começar aproximadamente a 1200 N. O autor concluiu que o condicionamento ácido deve ser aplicado quando o PEEK é utilizado como material de subestrutura e o material de revestimento compósito é aplicado. Nesta combinação, o PEEK pode ser um material adequado para FDPs, especialmente em áreas de suporte de carga.[11]

Uma revisão da literatura indicou que a inserção de implantes dentários contendo titânio pode estar associada a várias complicações (por exemplo, hipersensibilidade ao titânio). Uma pesquisa bibliográfica sistemática no PubMed até dezembro de 2010 revelou 3 artigos sobre implantes dentários feitos de PEEK. Um artigo analisou a distribuição de tensões em implantes dentários de PEEK reforçado com fibra de carbono (CFR-PEEK) através do método dos elementos finitos tridimensionais, demonstrando picos de tensão mais elevados devido a uma rigidez reduzida em comparação com o titânio. Dois artigos relataram investigações em cães de raça mestiça. O primeiro artigo comparou implantes CFR-PEEK com implantes CFR-PEEK revestidos a titânio, que foram inseridos nos fémures e avaliados após 4 e 8 semanas. Os implantes revestidos a titânio apresentaram taxas de contacto osso-implante (BIC) significativamente mais elevadas. Num segundo estudo, os implantes de PEEK puro foram inseridos nas mandíbulas ao lado de implantes feitos de titânio e zircónia e avaliados após 4 meses, onde o PEEK apresentou o BIC mais baixo. Os artigos existentes que relatam implantes dentários de PEEK indicam que o PEEK pode representar um material alternativo viável para implantes dentários. No entanto, parecem ser necessários mais estudos experimentais sobre a modulação química do PEEK, principalmente para aumentar o rácio BIC e minimizar a distribuição da tensão no osso periimplantar.[12]

Um estudo investigou a influência de diferentes métodos de fabrico de próteses dentárias fixas (FDPs) de compósito de poliéter-éter-cetona reforçado com três unidades (PEEK/C) na carga de fratura. Quarenta e cinco PEEK/C FDPs de três unidades anatomicamente suportadas foram fabricadas da seguinte forma: fresadas utilizando um sistema CAD/CAM a partir de um PEEK/C em bruto fabricado industrialmente, prensadas a partir de PEEK/C em pellets fabricados industrialmente e prensadas a partir de PEEK/C granular. A carga de fratura foi medida e os dados foram analisados estatisticamente. Os FDPs fabricados em CAD/CAM (2.354 N) apresentaram uma carga de fratura média mais elevada do que os prensados a partir de material PEEK/C granular (1.738 N). Os FDPs fresados em CAD/CAM e os prensados a partir de PEEK/C-pellets mostraram fracturas espontâneas e frágeis perto do pôntico sem deformação do FDP. Em contraste, os FDPs prensados com granulado mostraram alguma deformação plástica sem fratura. Os FDPs fabricados em CAD/CAM e os FDPs prensados a partir de granulados de PEEK/C apresentaram módulos de Weibull mais elevados em comparação com os FDPs prensados em forma de granulado. A pré-prensagem industrial de peças em bruto (CAD/CAM/peletes) aumentou a estabilidade e a fiabilidade das restaurações de PEEK.[13]

Foi efectuado um estudo para testar a influência de diferentes tratamentos de superfície e condicionamento na resistência ao cisalhamento entre a poliéter-éter-cetona (PEEK) e o compósito. As superfícies foram utilizadas sem tratamento, gravadas, desgastadas com partículas de ar ou activadas com óxido de alumina modificado com silício. A rugosidade da superfície foi determinada após os diferentes tratamentos. Concluíram que, para uma boa ligação entre o PEEK e o compósito, recomenda-se a limpeza e o desbaste. O condicionamento da superfície antes da colagem parece ser essencial. A combinação com opaco revelou um aumento da resistência de união ao cisalhamento.[14]

Um estudo avaliou a força de retenção de coroas PEEK telescópicas fabricadas de forma diferente com diferentes cones. Foram fabricadas coroas primárias com diferentes conicidades (0°, 1° e 2°) e coroas secundárias que foram fresadas a partir de blocos de BioHPP breCam, prensadas a partir de pellets (BioHPP Pellet) ou grânulos (BioHPP Granulat). Cada espécime foi medido 20 vezes num teste de tração e os resultados foram analisados. O autor concluiu que, nas coroas cónicas de 0°, as coroas secundárias fresadas apresentaram forças de retenção mais baixas em comparação com as coroas de granulado prensado. As coroas com uma conicidade de 1°, no entanto, não mostraram qualquer impacto do método de fabrico na força de retenção. Com um cone de 2°, as coroas prensadas granulares apresentaram valores mais baixos do que as suas contrapartes fresadas. No grupo fresado, uma conicidade de 0° apresentou valores de retenção inferiores aos das conicidades superiores, enquanto que nos grupos prensados não foi encontrado qualquer impacto do ângulo de conicidade na força de retenção.[15]

Foi efectuado um estudo para avaliar o efeito do tratamento de superfície e da ligação do polímero Polieteretercetona (PEEK) à dentina humana. Os vários tratamentos de superfície incluem revestimento de sílica, jato de areia com partículas de Al2O3 de 45 micrómetros, condicionamento com ácido sulfúrico a 98% durante 5, 30 e 60 segundos. As superfícies PEEK revestidas com sílica apresentaram a maior molhabilidade. A rugosidade mais elevada e os ângulos de contacto mais baixos foram observados para as superfícies de PEEK de 110 pm, abrasivas ao ar e revestidas a sílica. Concluiu-se que o condicionamento ácido deve ser aplicado quando o PEEK é utilizado como material de subestrutura e o material de revestimento compósito é aplicado. Nesta combinação, o PEEK pode ser um material adequado para FDPs, especialmente em áreas de suporte de carga.[16]

Um estudo comparou a resistência à fratura de próteses parciais fixas de três unidades suportadas por implantes com altura excessiva da coroa fabricadas a partir de três materiais diferentes. Os materiais incluem zircónia, liga de níquel-crómio (Ni-Cr) e poliéter-éter-cetona (PEEK). Neste estudo, todos os materiais acima mencionados são capazes de suportar a força de mordida na região molar com altura excessiva da coroa. Concluíram também que as restaurações metalo-cerâmicas têm maior resistência à fratura do que o PEEK.[17]

Um estudo investigou a carga de fratura de diferentes próteses dentárias fixas de 3 unidades em PEEK revestidas (FDPs) após diferentes regimes de envelhecimento. Esta investigação mostrou uma influência do método de revestimento nos resultados da carga de fratura, independentemente do nível de envelhecimento. A carga de fratura mais elevada foi medida para as FDPs com revestimento digital (1882 ± 152 N na linha de base, 2021 ± 184 N após termociclagem). O método de revestimento digital mostrou a maior resistência à carga de fratura. O envelhecimento térmico não demonstrou qualquer impacto na carga de fratura de todos os FDPs de PEEK 3 unidades revestidos testados. O autor concluiu que é possível obter uma estratificação fiável de PEEK FDPs com estratificação digital.[18]

Um caso clínico utilizou PEEK como estrutura de FPD para um paciente que referiu ter dentes em falta. O acompanhamento de 2, 3 e 6 meses do paciente mostrou muito pouca acumulação de placa e gengiva saudável à volta dos dentes, o que realçou a natureza biocompatível do material. A experiência de utilização do PEEK como estrutura para FPD produziu resultados muito satisfatórios com um elevado grau de conforto e aceitabilidade por parte do paciente devido à sua natureza leve. O autor concluiu que o PEEK desempenhará definitivamente um papel mais importante no fabrico de estruturas de FPD num futuro próximo e terá um efeito duradouro na estética e na capacidade funcional da reabilitação oral dos pacientes que utilizam este material. Embora a técnica seja sensível e orientada para o equipamento, os estudos de implicações a longo prazo aumentarão a reputação do PEEK como material de estrutura de FPD.[19]

Foi publicado um caso clínico em que foi utilizado um material de estrutura de poliéter-éter-cetona modificado (PEEK) revestido com resina composta polimerizada por luz indireta como material alternativo para o fabrico de uma restauração endocrown para um molar extensamente danificado. O módulo de elasticidade da estrutura de poliéter-éter-cetona (4 GPa) revestida com resina composta indireta pode amortecer as forças oclusais protegendo as estruturas dentárias melhor do que os materiais cerâmicos. Este facto é importante na restauração de molares extensamente danificados com raízes fracas. O autor concluiu que o

PEEK poderia ser considerado um material de estrutura alternativo para restaurações endocrown. São necessárias mais evidências clínicas a longo prazo para demonstrar a utilização deste material como substituto das coroas cerâmicas convencionais ou metalocerâmicas para dentes tratados endodonticamente.[20]

Foi realizado um estudo clínico para evitar a sobrecarga do osso subjacente devido à transmissão direta dos impactos de mordida, tendo sido utilizada a opção protética de uma combinação de restaurações PEEK com revestimento de compósito sobre implantes de zircónia devido às suas propriedades físicas e mecânicas e à sua biocompatibilidade. A falta de elasticidade levou à procura de novos materiais com melhores propriedades mecânicas para amortecer as cargas oclusais. A restauração à base de PEEK em próteses sobre implantes pode compensar estas forças oclusais, facilitando o amortecimento durante a mastigação. Concluíram que esta proporciona uma excelente elasticidade e assemelha-se à estrutura do dente natural. Este caso clínico sugere que as restaurações de PEEK podem ser utilizadas em implantes de zircónia em medicina dentária.[21]

Foi realizado um estudo para avaliar o impacto do plasma de baixa pressão de oxigénio e árgon/oxigénio na resistência ao cisalhamento (SBS) entre compostos dentários de PEEK e compósitos de revestimento em função do tempo de processamento do plasma. Os resultados mostraram que os dois compostos de PEEK preenchidos com pigmento tratados com plasma de O2 e revestidos com Gradia Flo apresentaram os valores mais elevados de SBS (34,92 ± 6,55 MPa e 34,2 ± 1,87 MPa) seguidos pela combinação do material PEEK não preenchido com Gradia Flo (29,57 ± 3,71 MPa). O autor concluiu que um processo de plasma de baixa pressão utilizando plasma de oxigénio durante 35 minutos, precedido de jato de areia, parece ser o mais eficaz para aumentar a resistência ao cisalhamento entre compósitos de revestimento e materiais PEEK.[23]

Foi efectuado um estudo para avaliar o efeito de vários gases de plasma na resistência de união ao cisalhamento entre PEEK não preenchido e compósito de revestimento após envelhecimento artificial. Concluiu-se que o tratamento de superfície com azoto apresentou a maior resistência média ao cisalhamento. O modo de fratura foi 100% de falha adesiva. O tratamento de superfície com plasma pode ser um método alternativo ao protocolo tradicional de ligação da resina composta de revestimento ao material PEEK não preenchido.[24]

Foi efectuada uma revisão sistemática sobre o papel da poliéter éter cetona (PEEK) na medicina dentária. O aumento da procura de estética, a legislação em alguns países desenvolvidos, as poucas desvantagens dos materiais existentes e a mudança de paradigma dos clínicos para restaurações sem metal abriram espaço para as restaurações sem metal na prática dentária atual. Foi realizada uma pesquisa bibliográfica eletrónica através da Medline via PubMed, Wiley Online library, EBSCOhost, Science Diret, bem como do Google Scholar entre janeiro de 2010 e março de 2018, utilizando as palavras-chave: PEEK, PEEK modificado, PEEK e Odontologia, vantagens do PEEK, aplicações do PEEK na odontologia e Implantes PEEK. Foi encontrado um total de 103 artigos na pesquisa bibliográfica e, destes, 18 não estavam relacionados com o nosso estudo, pelo que foram excluídos. Finalmente, 85 artigos foram considerados relevantes. O PEEK tem sido explicado para uma série de aplicações na prática dentária. A literatura mostrou que o material PEEK tem propriedades mecânicas superiores com diferentes utilizações em várias especialidades da medicina dentária.[25]

Uma revisão sistemática realizada para avaliar o material PEEK como alternativa ao titânio em implantes dentários. Foi realizada uma pesquisa sistemática eletrónica e estruturada em maio de 2018, sem quaisquer restrições de tempo nas bases de dados Medline/Pubmed, Scihub, Ebscohost, Cochrane e Web of Science. Para identificar outras referências relacionadas, foi efectuada uma pesquisa manual adicional. Foram incluídos apenas artigos relacionados com PEEK e as suas aplicações em implantes. Foram excluídos os artigos que não estavam disponíveis em forma de resumo e os artigos que não estavam em língua inglesa. Concluiu que a modificação da superfície do PEEK parece melhorar a adesão celular, a proliferação, a biocompatibilidade e as propriedades osteogénicas dos materiais de implante PEEK. O PEEK também influenciou a estrutura do biofilme e reduziu as hipóteses de inflamação peri-implantar. É necessária mais investigação e um maior número de ensaios clínicos controlados sobre o implante PEEK num futuro próximo, para que possa substituir o titânio no futuro.[26]

Um estudo avaliou a capacidade de carga de próteses parciais fixas posteriores suportadas por implantes CAD/CAM fabricadas com diferentes materiais estéticos. Os materiais estéticos incluem poliéter-cetona (PEKK) revestido com resina composta; PEKK revestido com dissilicato de lítio; zircónia revestida com fluorapatite; e zircónia monolítica. Concluíram que as FPD suportadas por implantes à base de zircónia tinham uma capacidade de carga superior em comparação com as FPD suportadas por implantes à base de PEKK.[27]

Um estudo in vitro comparou as capacidades de suporte de carga das coroas de PEEK, cerâmica híbrida e zircónia, que foram fabricadas utilizando o desenho assistido por computador e o fabrico assistido por computador. Não houve diferença estatística significativa entre o grupo PEEK (2214±236 N) e o grupo de cerâmica híbrida (2325±264 N) em relação às capacidades de suporte de carga, enquanto o grupo de zircónia (3292±192 N) mostrou os valores mais elevados para a carga de fratura. Assim, todos os três materiais da coroa foram bem sucedidos contra as forças oclusais fisiológicas. O autor concluiu que o PEEK pode ser um material de coroa alternativo para próteses dentárias fixas.[28]

Foi efectuado um estudo para avaliar a influência do teor de $SiO2$ da poliéter-éter-cetona (PEEK) nas propriedades de flexão e na resistência à tração do cimento resinoso. Concluíram que a resistência à tração melhorava com o aumento da concentração de $SiO2$ no PEEK. Além disso, o PEEK com 20% de $TiO2$ e a amostra com 40 wt.% de $SiO2$ apresentaram a maior resistência à flexão.[29]

Foi efectuado um estudo para comparar as resistências à fratura e os tipos de fratura de pilares de implantes de titânio, zircónia e poliéter-éter-cetona reforçado com cerâmica (PEEK) que suportam coroas de cerâmica de dissilicato de lítio monolítico fresado por CAD/CAM após carga dinâmica in vitro e envelhecimento por termociclagem... As resistências à fratura das restaurações foram testadas com uma máquina de ensaios universal (0,5 mm/min), e os seus padrões de fratura foram analisados. Todas as amostras sobreviveram após o envelhecimento. Concluiu que os pilares de PEEK reforçados com cerâmica podem ser uma alternativa aos pilares de zircónia com uma base de titânio para restaurações de implante único na região anterior. No entanto, são necessários mais estudos in vitro e clínicos para avaliar o desempenho a longo prazo do PEEK reforçado com cerâmica

pilares.[30]

Foi realizado um estudo in vitro para avaliar e comparar a força de ligação do PEEK modificado (BioHHP) e do titânio com uma resina composta de revestimento e comparar a adaptação marginal e a resistência à fratura do Bio HPP e do titânio como estrutura revestida com resina composta para próteses aparafusadas suportadas por implantes fabricadas utilizando CAD-CAM. Concluiu que a força de ligação do BioHPP com a resina composta era superior à do titânio. As estruturas de BioHPP CAD-CAM apresentam uma boa adaptação marginal e resistência à fratura. O BioHPP pode ser uma alternativa adequada ao metal como estrutura a ser revestida com resina composta.[31]

Foi efectuado um estudo para avaliar a falha de polímeros de alto desempenho e da nova geração de zircónia cúbica quando utilizados para próteses fixas cantilever suportadas por implantes. Cinco espécimes com uma base de Ti e cinco espécimes sem bases de Ti foram fabricados a partir de sete HPPs CAD-CAM diferentes (100% PEEK, 80% PEEK com 20% de enchimento, 80% PEKK com 20% de enchimento, PEEK reforçado com cerâmica [ZZ], fibra de vidro entrelaçada e resina, material composto de fibra). A nova geração de Zr cúbico e todos os HPP tinham valores de carga até à falha mais baixos e o PEKK com base de Ti tinha o valor de carga até à falha mais baixo.[32]

Um estudo avaliou o desempenho clínico e a satisfação dos pacientes com as coroas PEEK. Foram colocadas 20 coroas PEEK em 20 pacientes. 11 foram colocadas no maxilar e 9 foram colocadas na mandíbula. Todos os passos do procedimento foram efectuados pelo mesmo operador. Os dentes foram preparados com uma linha de acabamento de chanfro de 0,8 a 1 mm. As coroas fabricadas foram cimentadas com cimento de resina. Os resultados mostraram que, com base nos critérios de Ryge modificados, quase noventa por cento das coroas foram classificadas como satisfatórias. Apenas foi registada uma fratura numa coroa. Foi registada uma ligeira lasca em duas coroas. Não foi observada qualquer diferença significativa em quaisquer outros factores avaliados. Registou-se uma ligeira variação no estado periodontal de três pacientes. Dentro das limitações do estudo, foram tiradas conclusões de que as coroas PEEK demonstraram, utilizando os Critérios de Ryge Modificados, ser capazes de produzir próteses de qualidade que foram classificadas como satisfatórias com uma taxa relativamente baixa de fratura durante o período médio relativo de um ano.[33]

Foi efectuada uma revisão sistemática sobre as aplicações da poliéter-éter-cetona (PEEK) em medicina dentária. O objetivo deste estudo é revisar a poliéter-éter-cetona (PEEK), seu desempenho e seus diferentes usos na odontologia. A Pesquisa foi sobre PEEK e seus usos na odontologia entre janeiro de 2012 e abril de 2019 no Medline via PubMed, Google Translate, Google Library. 19 artigos em texto integral foram selecionados e utilizados nesta revisão. Foram encontrados 237 artigos na base de dados com as seguintes palavras-chave: PEEK, prótese dentária, odontologia. Os dados de adesão do polímero PEEK foram utilizados como vários usos do PEEK. O autor concluiu que o polímero PEEK é adequado para várias utilizações: em pedodontia, ortodontia, prótese dentária fixa e removível e prótese maxilofacial.[34]

Uma revisão sistemática sobre a utilização de PEEK em prótese digital revelou que a tecnologia avançada de desenho assistido por computador e fabrico assistido por computador (CAD-CAM) levou à introdução de um número crescente de materiais maquináveis adequados para próteses dentárias. O objetivo deste estudo foi rever a literatura atual publicada sobre a utilização de PEEK para o fabrico de próteses dentárias com técnicas CAD-CAM. Foram realizadas pesquisas em bases de dados electrónicas utilizando os termos "PEEK", "CAD-CAM", "dental", "dentistry" para identificar estudos relacionados com a utilização de PEEK para o fabrico de próteses CAD-CAM. O período de pesquisa abrangeu de janeiro de 1990 a fevereiro de 2020. Foram elegíveis estudos in vivo e in vitro em inglês. Os artigos de revisão e as referências das publicações incluídas foram pesquisados para identificar artigos relevantes. Existe um grande número de estudos in vitro disponíveis na literatura atual que apontam para as propriedades notáveis do PEEK. A utilização do PEEK foi recomendada para uma vasta gama de próteses dentárias fixas e removíveis fabricadas em CAD-CAM. O PEEK foi também recomendado para talas oclusais, postes intrarradiculares, pilares de implantes, pilares de cicatrização personalizados e restaurações provisórias. O autor concluiu que o PEEK pode ser considerado como uma alternativa viável para próteses dentárias fixas e removíveis CAD-CAM aos materiais dentários bem estabelecidos. Devido à escassez de dados clínicos, são necessários ensaios clínicos para avaliar o desempenho a longo prazo das próteses PEEK.[35]

Um estudo investigou a carga até à fratura e o padrão de fratura de estruturas protéticas para próteses parciais fixas suportadas por dentes (FPDs) fabricadas com diferentes materiais de desenho subtrativo assistido por computador e fabrico assistido por computador (CAD-CAM). Trinta espécimes padronizados com dois pilares foram fabricados para receber estruturas posteriores de três unidades de FDP com um pôntico intermédio. Os espécimes foram divididos aleatoriamente em três grupos de acordo com o material: grupo 1 (MM)- metal fresado; grupo 2 (L)-zircónia; e grupo 3 (P)-polieteretercetona (PEEK). Os espécimes foram termociclados e submetidos a um ensaio de flexão de três pontos até à fratura, utilizando uma máquina de ensaios universal. Foram aplicadas cargas de compressão axial na fossa central dos pônticos. Os resultados mostraram que o metal fresado forneceu os valores de carga de fratura mais elevados, seguido do PEEK e da zircónia. No entanto, todos os grupos testados demonstraram valores de carga de fratura clinicamente aceitáveis superiores a 1000 N. O autor concluiu que o PEEK pode ser considerado uma alternativa promissora para FPDs posteriores.[36]

Um estudo avaliou a distribuição de tensões em torno de diferentes pilares em implantes de titânio e CFR-PEEK com diferentes coroas protéticas sob carga parafuncional.

Foi efectuada uma análise tridimensional (3D) de elementos finitos (FEA) para avaliar a distribuição de tensões em pilares rectos e angulados em torno de implantes de titânio e de poliéter-éter-cetona reforçado com fibra de carbono (CFR-PEEK) com 2 coroas protéticas diferentes sob carga parafuncional. Foram criados modelos 3D de blocos ósseos representando a área do pré-molar superior direito com implantes osseointegrados. Os modelos foram divididos em dois grupos: implante CFR-PEEK e grupo de implante de titânio. Cada grupo foi subdividido com base em implantes com três pilares diferentes (pilares rectos, 15o, 25 o angulados) e com duas coroas protésicas diferentes: porcelana fundida com metal (PFM) e poliéter-éter-cetona (PEEK). Foi aplicada uma carga vertical de 1000 N na fossa central e uma carga oblíqua de 500 N (30) na inclinação vestibular da cúspide palatina. As tensões de von Mises e as tensões principais foram analisadas utilizando o software ANSYS. O estudo concluiu que o pilar reto, juntamente com a coroa PEEK, pode ser utilizado em pacientes com bruxismo para reduzir a concentração de tensão no osso, prevenindo assim uma possível falha do implante. Os implantes de titânio e CFR-PEEK com pilares rectos, se forem colocados, devem ser acompanhados de uma tala oclusal.[37]

Foi efectuado um estudo in vitro para comparar a resistência à fratura de três sistemas diferentes de pinos e núcleos. Neste estudo in vitro, os pré-molares extraídos foram tratados endodonticamente e divididos em três grupos, nomeadamente (A) o núcleo pré-fabricado de compósito de fibra de vidro, (B) o núcleo fundido de Ni-Cr e (C) os grupos de núcleo de poliéter-éter-cetona (PEEK). Após a pós-cimentação, o núcleo foi restaurado com uma coroa de Ni-Cr. A resistência à fratura dos pilares foi avaliada através de uma máquina de testes universal. A resistência à fratura foi significativamente maior no Grupo B (Ni-Cr) do que no Grupo C (PEEK) e no Grupo A (fibra de vidro). O autor concluiu que a resistência à fratura foi significativamente mais elevada no pilar de Ni-Cr do que nos pilares de fibra de vidro e PEEK. Além disso, o modo de fratura foi mais reparável em dentes restaurados com o pilar PEEK, em comparação com os outros pilares.[38]

Neste estudo, o PEEK é sulfonado com ácido sulfúrico concentrado para fabricar uma rede tridimensional (3D). Posteriormente, é efectuado um tratamento hidrotérmico para remover os resíduos e a temperatura é ajustada para obter diferentes concentrações de enxofre. A proliferação celular in vitro e as análises PCR em tempo real revelam uma maior proliferação e diferenciação osteogénica das células estaminais mesenquimais do osso de rato (rBMSCs) nas amostras com pequenas concentrações de enxofre. A avaliação antibacteriana in vitro revela que todas as amostras sulfonadas possuem uma excelente resistência contra Staphylococcus aureus e Escherichia coli. O modelo de implantação in vivo no fémur de rato é adotado e as análises de raios X, micro-CT e histológicas indicam que não só as células bacterianas injectadas premeditadamente são esterilizadas, como também se forma novo osso à volta das amostras com pequenas concentrações de enxofre. Os resultados in vitro e in vivo revelam que as amostras submetidas ao tratamento hidrotérmico para remover o excesso de enxofre têm melhor osseointegração e capacidade antibacteriana e o PEEK modificado por sulfonação e tratamento hidrotérmico é promissor em aplicações ortopédicas e dentárias.[39]

HISTÓRIA

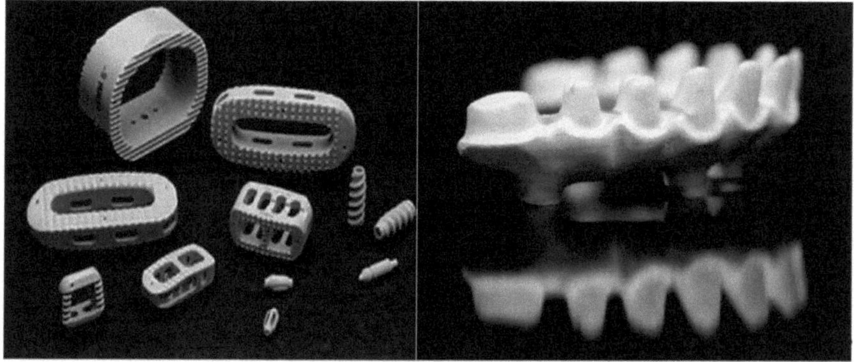

A poliéter-éter-cetona (PEEK) é um material polimérico sintético, aromático, semi-cristalino, linear, radiolúcido, rígido, aromático sulfonado, termoplástico de alta temperatura e cor de dentes. Pertence à família das poliariletercetonas (PAEK). Em 1978, foi inventado o PEEK (poliéter-éter-cetona), um membro da família PAEK (poliariletercetona) de polímeros de alto desempenho. Para além dos nomes que fazem torcer a língua, existem materiais com propriedades significativas. Estes polímeros excepcionais têm vindo a desempenhar um papel importante na substituição do metal em vários sectores, incluindo o automóvel, a indústria aeroespacial e a energia. A primeira comercialização do novo polímero ocorreu em 1981, sob a forma de Victrex PEEK. Em 1993, uma empresa chamada Victrex foi formada em torno destes polímeros, concentrando-se no desenvolvimento da família PAEK e, em particular, do PEEK - novos materiais que tinham claramente um enorme potencial.

Os sectores em foco incluem agora a área médica. Em 1999, o PEEK-OPTIMA Natural foi lançado como o primeiro polímero PEEK implantável do mundo, o que resultou no fabrico de uma gaiola intervertebral - por outras palavras, um implante para a coluna vertebral. O resto, como se costuma dizer, é história. Essa centelha de génio inovador foi fundamental para a formação da Invibio Biomaterial Solutions em 2001. Atualmente a funcionar como uma divisão dentro do grupo de empresas Victrex, a Invibio continua a desenvolver ativamente a I&D e a estabelecer parcerias à medida que desenvolve o potencial do PEEK como uma alternativa ao metal na fusão da coluna vertebral, trauma, ortopedia (substituição total do joelho) e até mesmo em próteses dentárias. Atualmente, a Victrex e a Invibio continuam a ser pioneiras fervorosas do PEEK, com um longo historial de realizações impressionantes.

CLASSIFICAÇÃO

O PAEK é uma poliéter-cetona aromática linear representada pelo polietileno de peso molecular ultra-elevado. A estrutura do PEEK e do PEKK tem anéis aromáticos, que diferem na proporção de grupos éter e ceto (Fig. 1B). Existem algumas diferenças entre o PEKK e o PEEK. O PEKK tem um segundo grupo cetona, que aumenta a polaridade e a rigidez da espinha dorsal, o que resulta num aumento da transição vítrea e da temperatura de fusão. Para além disso, o PEKK apresenta um comportamento tanto amorfo como cristalino, sendo possível produzir diferentes produtos. Um PEKK com 60% de segmentos rectos e 40% de segmentos torcidos funde a 305 C, mas o PEEK com 80% de segmentos rectos e 20% de segmentos torcidos funde a 360 C, apresentando cadeias poliméricas fortes e melhores propriedades físicas e mecânicas, como a resistência à compressão. O PEKK é um polímero termoplástico de revestimento e é constituído por um anel de benzeno ligado consecutivamente por éter. Além disso, o grupo cetona extra no PEKK tem grupos cetona ou cetona-. O PEKK pode ser produzido a partir de éter difenílico e cloretos de iso e tereftaloílo com cloreto de alumínio (AlCl3) e nitrobenzeno (Fig. 1C).

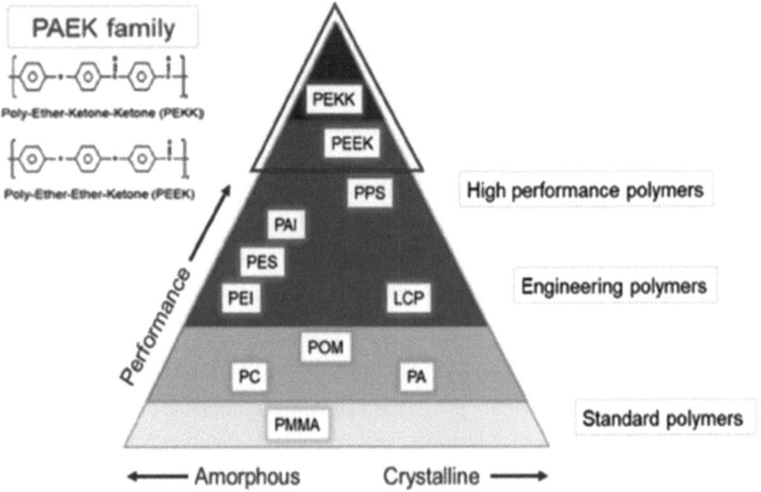

Fig. 1. Estrutura e desempenho de PAEK (PEKK e PEEK), e fabrico de PEKK. (A) Desempenho de PAEK; (B) Estruturas de PAEK; (C) Produção de PEKK por substituição electrofílica utilizando nitrobenzeno e cloreto de alumínio ($AlC1_3$). PAEK = Poliariletercetona. PEEK = Polieteretercetona. PEKK = Polieteretercetona. PPS = sulfureto de polifenileno. PAI = Poliamidimida. PES = Polietersulfona. PEI = Polietilenimina. POM = polioximetileno. PC = Policarbonatos. PA = poliamida. PMMA = Polimetacrilato de metilo.

QUÍMICA DA ESPREITADELA

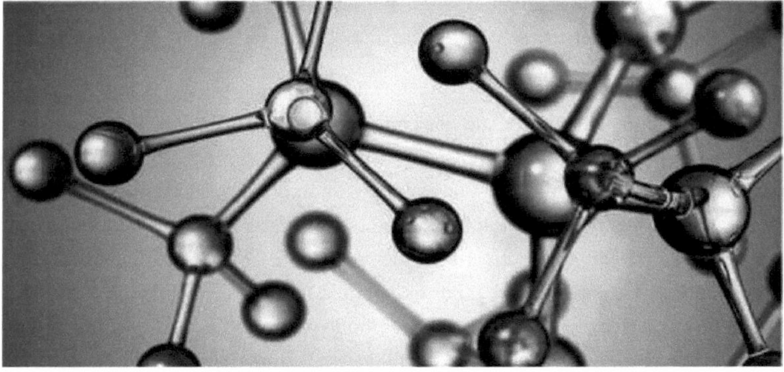

O material de poliéter-éter-cetona (PEEK) é um polímero policíclico, aromático, termoplástico, semi-cristalino e com uma estrutura linear. A química do PEEK é caracterizada pela sua estrutura única, que é obtida como resultado da ligação de grupos funcionais de cetona e éter entre anéis de arilo e é um elemento de cor bronzeada na sua forma pura (Figura 2). O PEEK é sintetizado a partir de dihaletos aromáticos e sais de bifenolato por substituição nucleofílica. O PEEK é amorfo e é produzido em três graus de viscosidade (alta, média e baixa) com base na mesma fórmula básica

$(- C_6H_4\text{-O-}C_6H_4\text{-O- }C_6H_4\text{-O-})$

n. Esta estrutura confere ao PEEK as suas propriedades excepcionais, tais como elevada resistência, resistência química e estabilidade térmica.

A estrutura química do PEEK também o torna altamente resistente à degradação, uma vez que os grupos éter e cetona são resistentes à hidrólise e à oxidação. Isto torna o PEEK adequado para utilização em ambientes agressivos, como a indústria do petróleo e do gás, onde pode suportar a exposição a produtos químicos corrosivos e a temperaturas elevadas.

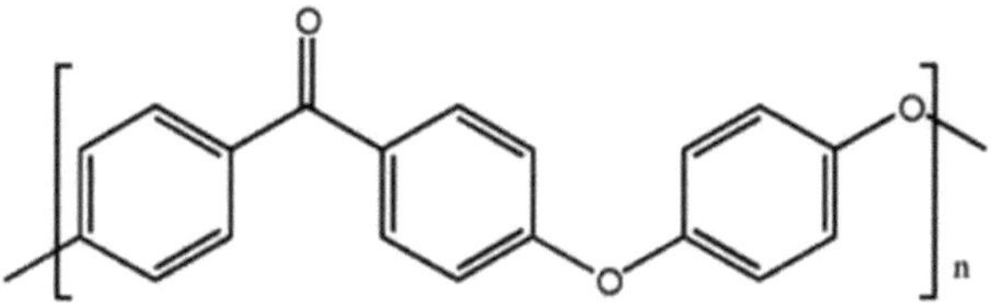

Figura 2. A estrutura química do material PEEK.

Os anéis aromáticos tornam o PEEK resistente a forças mecânicas e a ataques térmicos e oxidativos, o que fez do PEEK um biomaterial atrativo para utilização médica, especialmente devido à sua capacidade de ser esterilizado por radiação, calor, vapor, raios gama e óxido de etileno sem danos estruturais.

O PEEK pode ser modificado quer por pré-polimerização (adicionando monómeros funcionais) quer por pós-polimerização (modificações por processos químicos como a sulfonação, a aminação e a nitração). Por exemplo, as suas propriedades podem ser alteradas para se adequarem às exigências biológicas através da adição de outros materiais, tais como fibras de carbono (reforçado com fibras de carbono/ CFR-PEEK) e enchimentos de micropartículas cerâmicas (Bio- HPP). Por exemplo, o módulo de elasticidade do PEEK é de cerca de 3,6 GPa, reforçando-o com fibras de carbono (CFR-PEEK), o valor do módulo pode ser aumentado até 18 GPa para corresponder ao do osso cortical. Da mesma forma, o BioHPP (polímero de alto desempenho) contém cerca de 20% de partículas de enchimento cerâmico com tamanho de grão de 0,3pm a 0,5pm dispersas na matriz de polímero PEEK. Devido ao tamanho de grão muito pequeno das partículas cerâmicas, é possível produzir uma homogeneidade constante, o que explica as excelentes propriedades mecânicas destes materiais.

As propriedades de tração do PEEK são também análogas às do osso, esmalte e dentina, o que o torna um material de restauração adequado. Do ponto de vista biomecânico, os materiais PEEK podem ser considerados superiores a outros biomateriais de implantes devido ao facto de o seu valor do módulo de elasticidade estar mais próximo do osso do que qualquer outro material. Nos últimos anos, o PEEK foi modificado a nível nanométrico para melhorar a sua bioatividade e as suas propriedades condutoras Osseo. Flexionam-se isoelasticamente com o osso, o que pode resultar numa distribuição homogénea da carga, num efeito de proteção contra tensões mínimo e na prevenção da concentração de tensões. A sua proximidade com a cor dos dentes naturais confere-lhes boas propriedades estéticas e torna-os adequados para utilização nos segmentos anteriores do maxilar. Kistler et al., nos seus trabalhos de investigação, mostraram que a Bio HPP é extremamente resistente à abrasão e tem uma excelente estabilidade de cor e propriedades anti-descoloração. A sua insolubilidade em água e a baixa reatividade com outros materiais tornam-na particularmente adequada para utilização em pacientes com alergias a metais.

Os materiais PEEK também são compatíveis com a tecnologia CAD-CAM. Os implantes dentários PEEK são radiolúcidos por natureza e a sua radiolucidez pode ser consideravelmente benéfica para os pacientes que têm de se submeter a exames de ressonância magnética, uma vez que resultará em menos artefactos durante a obtenção de imagens. A versatilidade deste material no domínio médico, no que respeita à implantação a longo prazo, inclui placas cranianas artificiais, componentes das articulações dos dedos e dos joelhos e corpos intervertebrais (implantes para a coluna vertebral). Tem sido utilizado no domínio das cirurgias ortopédicas desde a década de 1980. A sua utilização em medicina dentária começou após a sua ampla aceitação no domínio médico.

Em medicina dentária, o PEEK tem sido explorado como material numa série de aplicações, incluindo implantes dentários, pilares provisórios para próteses suportadas por implantes, barras suportadas por implantes, próteses parciais removíveis[42] e próteses dentárias fixas. Além disso, as diferentes apresentações de PEEK dentário permitem o processo de fabrico de próteses dentárias através de técnicas de fresagem e de cera perdida. Apesar de ter propriedades mecânicas desejáveis para a prótese dentária, o PEEK não satisfaz os requisitos estéticos devido à sua natureza opaca e cor inestética, não podendo ser utilizado como uma restauração monolítica fresada. Pode, no entanto, ser utilizado como um material de núcleo sobre o qual se pode efetuar uma estratificação com um compósito de revestimento adequado, depois de tratar a superfície de algumas formas.

Para melhorar a adesão do PEEK às resinas de revestimento e aos cimentos, a superfície do PEEK necessita de tratamento, uma vez que tem uma energia de superfície baixa A jato de areia é um método eficaz para modificar a morfologia da superfície de materiais como metais e polímeros. Outras opções para a modificação da morfologia da superfície são a granalhagem com partículas de alumina de 50 mícrones ou 150 mícrones com ou sem revestimento de sílica, o revestimento triboquímico de sílica e o ataque químico. Devido à elevada resistência do PEEK a agentes químicos, o ácido fluorídrico (HF) a 9,5% não é eficaz para alterar a morfologia da superfície. As instruções do fabricante sugerem que o ataque químico à superfície do PEEK é possível com 40% de HF ou 40% de ácido sulfúrico, 30-50% de ácido nítrico, ácido fórmico e ácido clorossulfónico. Estas substâncias são altamente tóxicas e consideradas de alto risco para utilização em consultórios dentários. Observou-se que o condicionamento com ácido sulfúrico durante 60 a 90 segundos pode apresentar uma resistência ao cisalhamento dos cimentos de resina composta tão elevada como 15,3 +7,2 MPa depois de serem armazenados em água durante

28 dias a 37^0 C. O condicionamento com ácido de Piranha, juntamente com um agente de ligação, demonstrou produzir uma resistência à tração da resina composta tão elevada como 23,4 + 9,9 MPa. Os dados e estudos acima mencionados sugerem que o PEEK pode ser utilizado sob resina composta como material de revestimento. O próximo passo é o tratamento da superfície interna que tem de ser efectuado para uma melhor adesão à superfície do dente. Até à data, não foi desenvolvido nenhum protocolo estabelecido para forçar a cimentação de coroas individuais ou próteses dentárias fixas utilizando uma infraestrutura PEEK. O protocolo de cimentação recomendado pelo fabricante consiste em produzir rugosidade utilizando brocas de diamante na superfície interna seguida de desengorduramento com acetona antes da aplicação do sistema de cimentação; no entanto, este protocolo é difícil de padronizar.

As propriedades mecânicas do PEEK são semelhantes às da dentina e do esmalte e, por conseguinte, o PEEK pode ter vantagens sobre as restaurações em liga e cerâmica. O CAD-CAM torna possível a produção de próteses dentárias em cadeira.[45] As próteses parciais fixas PEEK de três unidades fabricadas através de CAD-CAM têm uma maior resistência à fratura do que as próteses PEEK prensadas granuladas ou em forma de pellets. A resistência à fratura das próteses fixas em PEEK fresadas por CAD-CAM é de 2354N, muito superior à da vitrocerâmica de dissilicato de lítio (950N), alumina (851N) e zircónia (981-1331N).

As propriedades abrasivas do PEEK são excelentes e competem com as ligas metálicas. Considerando a boa resistência à abrasão, os atributos mecânicos e a adesão adequada aos compósitos e aos dentes, é expetável que uma prótese parcial fixa em PEEK tenha uma boa taxa de sobrevivência. Não existem dados clínicos sobre a abrasão do PEEK com outros materiais, tais como ligas metálicas, cerâmicas, dentina ou esmalte.

PROCESSO DE FABRICO DE MATERIAL DE ESPREITADELA.

O PEEK (Poliéter Éter Cetona) é um polímero termoplástico de elevado desempenho que é sintetizado através de um processo de polimerização por etapas. A síntese do PEEK envolve a reação do bisfenol A com éter difenílico e uma reação de substituição aromática nucleofílica entre o intermediário resultante e um catalisador de fluoreto de potássio.

O processo de fabrico do PEEK envolve normalmente as seguintes etapas:

Síntese de monómeros: Os monómeros, bisfenol A e éter difenílico, são sintetizados através de processos separados e são purificados para remover quaisquer impurezas.

Polimerização: Os monómeros são depois polimerizados utilizando um processo de polimerização por etapas, que envolve a formação de ligações químicas entre os monómeros para formar um polímero de cadeia longa.

Pós-polimerização: O polímero é então submetido a uma série de tratamentos pós-polimerização para melhorar as suas propriedades, como a cristalinidade e o peso molecular. Estes tratamentos podem incluir o recozimento, a têmpera e a polimerização em estado sólido.

Processamento: O polímero PEEK é depois transformado em várias formas, como pellets, folhas ou fibras, utilizando técnicas como a extrusão, a moldagem por injeção ou a moldagem por compressão.

PROPRIEDADES DOS MATERIAIS DE CONTACTO

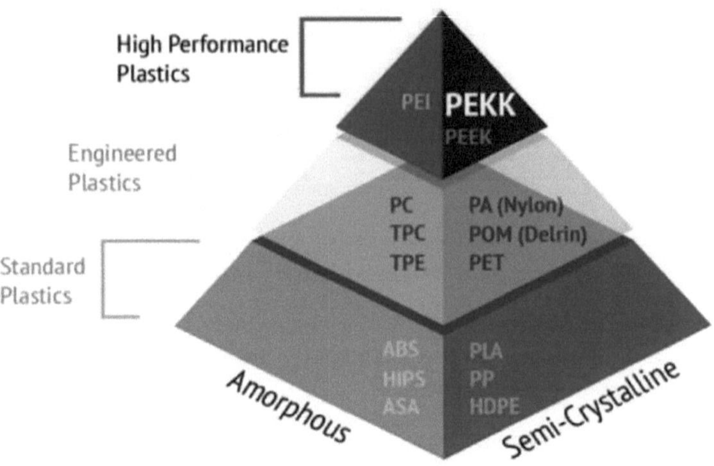

O material PEEK (Poliéter Éter Cetona) é conhecido pelas suas excepcionais propriedades mecânicas, térmicas e químicas. Este material, que pode ser produzido por fundição sob calor e pressão com a tecnologia CAD-CAM e o método de gestão de resíduos de cera, tem várias propriedades positivas. São elas: Apresenta resistência à hidrólise, tem propriedades mecânicas superiores e é resistente a altas temperaturas. Quando o material e os componentes PEEK são examinados, não foi demonstrada qualquer evidência de citotoxicidade, mutagenicidade, carcinogenicidade ou imunogenicidade na forma tóxica. É um material biologicamente inerte. Apresenta resistência à deterioração durante vários procedimentos de esterilização. O ponto de fusão é >280°C. Por conseguinte, pode ser processado com métodos de esterilização a quente. Apresenta uma elevada resistência ao desgaste químico. Pode ser modificado em conjunto com vários materiais.

A propriedade mais importante deste material é o facto de ter um módulo de elasticidade baixo (próximo do módulo de elasticidade do osso) (Quadro 1).

Tabela 1. Módulo de elasticidade de diferentes estruturas e materiais

	Módulo de elasticidade	Referência
Osso cortical	13,7 GPa	(11, 12, 13)
Osso esponjoso (Tipo 3)	1,37 GPa	(14, 15, 16)
Dentina	14,7 GPa	(17, 18)
Implante e pilar em titânio	110 GPa	(11, 12, 13)
Liga de crómio-cobalto	218 GPa	(19, 20)
Porcelana Feldspática	82,8 GPa	(20, 21, 22)
Zircónio	200 GPa	(17, 23)
PEEK	3-4 GPa	(8, 24, 25)
CFR-PEEK	19-150 GPa	(26)

Quando se pretende um aumento do módulo de elasticidade, o módulo de elasticidade do PEEK pode ser elevado com a adição de fibras de carbono. É um material muito leve com uma densidade baixa (1,32g / cm3). Permite a realização de imagens por ressonância magnética (MRI). O calor da radiação não provoca a desintegração. As etapas laboratoriais são simples. É um material de baixo custo que pode ser facilmente preparado dentro da boca. Algumas das principais propriedades do PEEK incluem:

Alta resistência: O PEEK tem uma excelente resistência mecânica, o que o torna adequado para utilização em aplicações onde é necessária uma elevada resistência. Tem uma resistência à tração de até 100 MPa e uma resistência à compressão de até 230 MPa.

Resistência a altas temperaturas: O PEEK tem um ponto de fusão elevado de cerca de 343°C (649°F) e pode suportar uma utilização contínua a temperaturas elevadas até 260°C (500°F), o que o torna adequado para aplicações a altas temperaturas.

Resistência química: A poliéter-éter-cetona PEEK tem uma resistência química estável. É quimicamente resistente a produtos químicos, ácidos, ácido sulfúrico concentrado, álcalis, solventes orgânicos e outros produtos químicos, e várias atmosferas. PEEK tem resistência à corrosão, a resistência à corrosão geralmente se refere à capacidade do metal de resistir aos efeitos corrosivos e destrutivos dos meios circundantes. PEEK pertence ao campo de plástico Peek e materiais poliméricos, sua composição material, propriedades químicas, organização e morfologia determinam que pode melhorar a corrosão intergranular, melhorar a resistência à corrosão. a resistência à corrosão do PEEK e do aço níquel são semelhantes.

Resistência ao desgaste: Os polímeros PEEK ou poliéter-éter-cetona PEEK e os seus compósitos têm todos uma excelente resistência ao desgaste, tendo alguns PEEK coeficientes de atrito e desgaste extremamente baixos. A poliéter-éter-cetona tem excelentes caraterísticas de deslizamento, especialmente no domínio dos rolamentos. As suas próprias propriedades de deslizamento reduzem consideravelmente o coeficiente de atrito ou conhecido como baixo coeficiente, permitindo que certas peças funcionem sem lubrificantes e também em meios como a água, ácidos fracos e álcalis.

Resistência à chama: O PEEK é um polímero semi-cristalino aromático linear com as suas próprias propriedades retardadoras de chama. A poliéter-éter-cetona foi testada em termos de retardamento de chama (teste UL94, teste de velocidade de combustão vertical e teste de tempo de auto-extinção), e uma amostra de 1,45 mm sem quaisquer aditivos tem uma velocidade de combustão de V-0, que é o nível mais elevado de retardamento de chama. O PEEK é utilizado em materiais de construção, veículos e electrodomésticos que requerem um elevado grau de retardamento de chama e ambientes aquosos.

Resistência ao descolamento: O PEEK tem uma boa resistência ao descolamento. Pode ser utilizado para fabricar um fio muito fino ou fio eletromagnético, isolamento de cabos, que pode ser aplicado em ambientes e condições difíceis.

Biocompatibilidade: O PEEK é biocompatível e foi aprovado para utilização em implantes médicos, uma vez que não provoca reacções adversas quando em contacto com tecidos vivos.

Resistência à irradiação: Os materiais PEEK no papel da radiação gama para manter seu desempenho original, a capacidade de resistir à irradiação gama é muito forte, muitos materiais poliméricos após a radiação ainda podem manter um desempenho estável. Isto é mais do que a resina de uso geral na melhor resistência à irradiação de poliestireno. Quando é transformado em y dose de irradiação de 1100Mrad ainda pode manter uma boa capacidade de isolamento do fio de alto desempenho.

Resistência à hidrólise: o PEEK e os seus compósitos não são quimicamente afectados pela água e pelo vapor de água a alta pressão, e os produtos fabricados com este material podem manter excelentes propriedades quando utilizados continuamente em água a alta temperatura e alta pressão.

Leveza: O PEEK é um material leve, o que o torna adequado para utilização em aplicações em que o peso é uma preocupação, tais como componentes aeroespaciais e automóveis.

Isolamento elétrico: O PEEK é um excelente isolante elétrico, o que o torna adequado para utilização em componentes eléctricos e electrónicos.

Em geral, a combinação destas propriedades faz do PEEK um material de elevado desempenho que pode ser utilizado numa vasta gama de aplicações em várias indústrias.

Estabilidade térmica	335.8° C.
Resistência à tração (at)	90-100 MPa
Densidade	1320 kg/m3.
Módulo de flexão	140-170 MPa
Condutividade térmica	0,25 W/m K.

As propriedades de tração do PEEK são também análogas às do osso, esmalte e dentina, o que o torna um material de restauração adequado. Do ponto de vista biomecânico, os materiais PEEK podem ser considerados superiores a outros biomateriais de implantes devido ao facto de o seu valor do módulo de elasticidade estar mais próximo do osso do que qualquer outro material. Nos últimos anos, o PEEK foi modificado a nível nanométrico para melhorar a sua bioatividade e as suas propriedades condutoras Osseo. Flexionam-se isoelasticamente com o osso, o que pode resultar numa distribuição homogénea da carga, num efeito de proteção contra tensões mínimo e na prevenção da concentração de tensões. A sua proximidade com a cor dos dentes naturais confere-lhes boas propriedades estéticas e torna-os adequados para utilização nos segmentos anteriores do maxilar. Kistler et al., nos seus trabalhos de investigação, mostraram que a Bio HPP é extremamente resistente à abrasão e tem uma excelente estabilidade de cor e propriedades anti-descoloração. A sua insolubilidade em água e a baixa reatividade com outros materiais tornam-na particularmente adequada para utilização em pacientes com alergias a metais.

Os materiais PEEK também são compatíveis com a tecnologia CAD-CAM. Os implantes dentários PEEK são radiolúcidos por natureza e a sua radiolucidez pode ser consideravelmente benéfica para os pacientes que têm de se submeter a exames de ressonância magnética, uma vez que resultará em menos artefactos durante a obtenção de imagens. A versatilidade deste material no domínio médico, no que respeita à implantação a longo prazo, inclui placas cranianas artificiais, componentes das articulações dos dedos e dos joelhos e corpos intervertebrais (implantes da coluna vertebral). Tem sido utilizado no domínio das cirurgias ortopédicas desde a década de 1980. A sua utilização em medicina dentária começou após a sua ampla aceitação no domínio médico.

Em medicina dentária, o PEEK tem sido explorado como material numa série de aplicações, incluindo implantes dentários, pilares provisórios para próteses suportadas por implantes, barras suportadas por implantes, próteses parciais removíveis[42] e próteses dentárias fixas. Além disso, as diferentes apresentações de PEEK dentário permitem o processo de fabrico de próteses dentárias, tanto por fresagem como por técnicas de cera perdida. Apesar de ter propriedades mecânicas desejáveis para a prótese dentária, o PEEK não satisfaz os requisitos estéticos devido à sua natureza opaca e cor inestética, não podendo ser utilizado como uma restauração monolítica fresada. Pode, no entanto, ser utilizado como um material de núcleo sobre o qual se pode efetuar uma estratificação com um compósito de revestimento adequado, depois de tratar a superfície de algumas formas.

Para melhorar a adesão do PEEK às resinas de revestimento e aos cimentos, a superfície do PEEK necessita de tratamento, uma vez que tem uma energia de superfície baixa A jato de areia é um método eficaz para modificar a morfologia da superfície de materiais como metais e polímeros. Outras opções para a modificação da morfologia da superfície são a granalhagem com partículas de alumina de 50 mícrones ou 150 mícrones com ou sem revestimento de sílica, o revestimento triboquímico de sílica e o ataque químico. Devido à elevada resistência do PEEK a agentes químicos, o ácido fluorídrico (HF) a 9,5% não é eficaz para alterar a morfologia da superfície. As instruções do fabricante sugerem que o ataque químico à superfície do PEEK é possível com 40% de HF ou 40% de ácido sulfúrico, 30-50% de ácido nítrico, ácido fórmico e ácido clorossulfónico. Estas substâncias são altamente tóxicas e consideradas de alto risco para utilização em consultórios dentários. Observou-se que o condicionamento com ácido sulfúrico durante 60 a 90 segundos pode apresentar uma resistência ao cisalhamento dos cimentos de resina composta tão elevada como 15,3 +7,2 MPa depois de serem armazenados em água durante 28 dias a 370C. O condicionamento com ácido de Piranha juntamente com um agente de ligação demonstrou produzir uma resistência à tração da resina composta tão elevada como 23,4 + 9,9 MPa. Os dados e estudos acima mencionados sugerem que o PEEK pode ser utilizado sob resina composta como material de suporte.

Segue-se o tratamento da superfície interna que tem de ser efectuado para uma melhor adesão à superfície do dente. Até à data, não foi desenvolvido nenhum protocolo estabelecido para forçar a cimentação de coroas individuais ou próteses dentárias fixas utilizando uma infraestrutura PEEK. O protocolo de cimentação recomendado pelo fabricante consiste em produzir rugosidade utilizando brocas de diamante na superfície interna seguida de desengorduramento com acetona antes da aplicação do sistema de cimentação; no entanto, este protocolo é difícil de padronizar.

As propriedades mecânicas do PEEK são semelhantes às da dentina e do esmalte e, por conseguinte, o PEEK pode ter vantagens sobre as restaurações em liga e cerâmica. O CAD-CAM torna possível a produção de próteses dentárias em cadeira.[45] As próteses parciais fixas PEEK de três unidades fabricadas através de CAD-CAM têm uma maior resistência à fratura do que as próteses PEEK prensadas granuladas ou em forma de pellets. A resistência à fratura das próteses fixas em PEEK fresadas em CAD-CAM é de 2354N, muito superior à das vitrocerâmicas de dissilicato de lítio (950N), alumina (851N) e zircónia (981-1331N). As propriedades abrasivas do PEEK são excelentes e competem com as ligas metálicas. Tendo em conta a boa resistência à abrasão, os atributos mecânicos e a adesão adequada aos compósitos e aos dentes, é de esperar que uma prótese parcial fixa em PEEK tenha uma boa taxa de sobrevivência. Não existem dados clínicos sobre a abrasão do PEEK com outros materiais, tais como ligas metálicas, cerâmica, dentina ou esmalte.

MODOS DE FABRICO DO MATERIAL DE ESPREITADELA

Uma das razões por detrás da utilização generalizada do PEEK em aplicações de engenharia é a disponibilidade de múltiplas opções e condições de processamento, nomeadamente maquinagem, fabrico de filamentos fundidos, impressão 3D e moldagem por injeção para fabricar a geometria desejada em ambientes orgânicos e aquosos. Os materiais PEEK estão disponíveis em forma de barra, válvulas de placa compressora, forma de filamento e forma granular para utilização em maquinagem, impressão 3D e moldagem por injeção, respetivamente. As secções seguintes fornecem detalhes relevantes para todos estes três métodos de fabrico.

Maquinação CNC de PEEK

A maquinação CNC (Controlo Numérico Computadorizado) consiste em diferentes variantes de fresagem multieixos, torneamento e máquinas de Descarga Eléctrica (EDM) para obter o perfil geométrico desejado. A principal vantagem destas máquinas reside na capacidade de controlar a máquina através de código gerado por computador através de controladores avançados.

A maquinagem CNC oferece a oportunidade de criar geometrias complexas, respeitando os limites de tolerância geométrica exigidos, de diferentes materiais, desde plásticos a metais. Os materiais PEEK para moldes podem ser maquinados para obter perfis geométricos complexos. É possível maquinar PEEK de qualidade médica, bem como de qualidade industrial. A maquinagem PEEK proporciona uma elevada precisão e repetibilidade. Devido ao elevado ponto de fusão do PEEK, podem ser utilizadas taxas de avanço e velocidades mais rápidas durante o processo de maquinagem, em comparação com outros polímeros. Antes de iniciar o processo de maquinagem, existem requisitos especiais de recozimento que devem ser cumpridos para evitar tensões internas e fissuras relacionadas com o calor durante a maquinagem. Estes requisitos diferem consoante o tipo de materiais PEEK utilizados e os pormenores completos a este respeito são fornecidos pelo fabricante desse tipo específico.

O PEEK é consideravelmente mais forte e mais rígido do que a maioria dos polímeros, mas mais macio do que a maioria dos metais. Este facto obriga à utilização de dispositivos de fixação durante a maquinagem para garantir uma maquinagem precisa. O PEEK, plástico de engenharia de elevado calor, não dissipa adequadamente o calor produzido durante o processo de maquinagem. Isto exige a utilização de técnicas para evitar problemas devidos a uma dissipação ineficaz do calor pelo material. Estas medidas preventivas incluem a perfuração por peck, brocas alimentadas por líquido de refrigeração e a utilização de líquido de refrigeração suficiente durante todos os processos de maquinagem. Podem ser utilizados refrigerantes à base de petróleo e à base de água. Outro fator importante a considerar é a abrasão da ferramenta durante a maquinação de PEEK, em comparação com a maquinação de outros poucos plásticos compatíveis. Os tipos de PEEK que são reforçados com fibra de carbono têm um efeito mais adverso nas ferramentas. Esta situação exige a utilização de ferramentas com ponta de carboneto para a maquinagem de um tipo normal de PEEK e de ferramentas com ponta de diamante para os tipos de PEEK reforçados com fibra de carbono. A utilização de líquido de refrigeração também pode melhorar a vida útil da ferramenta.

Moldagem por injeção: A moldagem por injeção refere-se ao fabrico de peças termoplásticas através da injeção de material fundido em moldes pré-existentes. É utilizada para fabricar peças em grande quantidade. O material é derretido numa câmara aquecida, o parafuso helicoidal é utilizado para misturar e depois injetar na cavidade do molde, onde o material é arrefecido para formar uma forma sólida. Os materiais PEEK em forma granular são utilizados para moldagem por injeção e compressão. O PEEK granulado produzido por diferentes fabricantes requer um procedimento de secagem ligeiramente diferente, mas, em geral, são suficientes 3 a 4 horas de secagem a 150 °C a 160 °C.

As máquinas de moldagem por injeção normais podem ser utilizadas para a moldagem por injeção de materiais PEEK ou para a moldagem de peek, uma vez que estas máquinas podem atingir uma temperatura de aquecimento de 350 °C a 400 °C, o que é suficiente para quase todos os tipos de PEEK. O arrefecimento do molde requer uma atenção especial, uma vez que qualquer inconsistência pode levar a uma alteração na estrutura do material PEEK. Qualquer desvio da estrutura semi-cristalina conduz a uma mudança indesejável nas propriedades de assinatura do PEEK. Por exemplo, um molde frio pode levar à criação de uma estrutura amorfa no PEEK. A temperatura óptima de funcionamento do molde para a maioria dos tipos de PEEK é considerada entre 170 °C e 200 °C para obter uma estrutura semi-cristalina. A moldagem por injeção é adequada para a produção de grandes volumes de formas complexas, tais como engrenagens, rolamentos e implantes médicos.

Extrusão: A extrusão é um processo em que o PEEK fundido é forçado a passar por uma matriz para produzir uma forma contínua, como uma barra, um tubo ou uma folha. A extrusão é adequada para produzir comprimentos longos e contínuos de PEEK, que podem depois ser cortados à medida para utilização em várias aplicações.

Moldagem por compressão: A moldagem por compressão é um processo no qual o PEEK é aquecido e comprimido num molde para produzir a forma desejada. A moldagem por compressão é adequada para produzir peças grandes com espessura uniforme, como placas, folhas e blocos.

Impressão 3D: A impressão 3D é um processo em que o PEEK é fundido e extrudido camada a camada para produzir um objeto tridimensional. A impressão 3D, também conhecida como fabrico aditivo, refere-se geralmente à utilização da adição de material sob a forma de camadas para criar uma geometria tridimensional a partir de um modelo de desenho assistido por computador. A modelação por deposição fundida (FDM) é o método de impressão 3D mais utilizado para o material PEEK. Estão também a ser feitos alguns progressos na impressão de PEEK em pó através da **sinterização selectiva a laser** (SLS).

Os produtos PEEK impressos em 3D oferecem uma excelente resistência à abrasão e ao desgaste. Os filamentos produzidos por diferentes fabricantes podem oferecer propriedades diferentes. As peças impressas em 3D oferecem uma oportunidade única para os profissionais médicos produzirem implantes personalizados para satisfazer as necessidades individuais dos pacientes. As peças de material PEEK impressas em 3D estão a ser utilizadas em diferentes sistemas espaciais. Este feito serve como prova das capacidades que o PEEK impresso em 3D tem para oferecer. No entanto, para imprimir material PEEK é necessário um bocal de alta temperatura com uma temperatura superior a 300 °C. Para além do bocal de alta temperatura, é necessário um leito aquecido para manter continuamente o material num estado aquecido. Algumas impressoras utilizam as câmaras aquecidas também para este efeito. As câmaras aquecidas permitem um melhor controlo da temperatura da câmara e fornecem calor de forma consistente. A impressão 3D é adequada para produzir formas complexas com elevada exatidão e precisão, como implantes médicos e componentes aeroespaciais.

Maquinação: A maquinagem é um processo em que o PEEK é cortado, perfurado ou moldado utilizando várias ferramentas, como tornos, fresadoras e brocas. A maquinagem é adequada para produzir peças personalizadas com elevada precisão e tolerâncias apertadas, como engrenagens e rolamentos.

De um modo geral, o modo de fabrico do PEEK depende da forma, do volume e da complexidade pretendidos para o produto final, bem como das propriedades necessárias para a aplicação específica.

O ÂMBITO DO MATERIAL DE ESPREITAR NOUTROS DOMÍNIOS

O material PEEK tem um vasto leque de aplicações em vários domínios devido às suas excelentes propriedades. Alguns dos campos notáveis onde o PEEK é utilizado são:

Indústria aeroespacial: O PEEK é utilizado na indústria aeroespacial pela sua elevada relação força/peso e resistência a altas temperaturas, o que o torna adequado para componentes de aeronaves, tais como rolamentos, engrenagens e componentes estruturais.

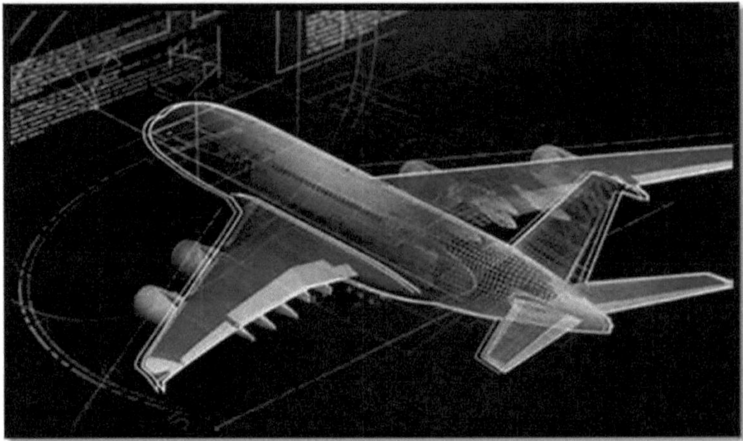

Indústria automóvel: O PEEK é utilizado na indústria automóvel pelas suas excelentes propriedades mecânicas e térmicas, tornando-o adequado para componentes de motores, como pistões, molas de válvulas e vedantes.

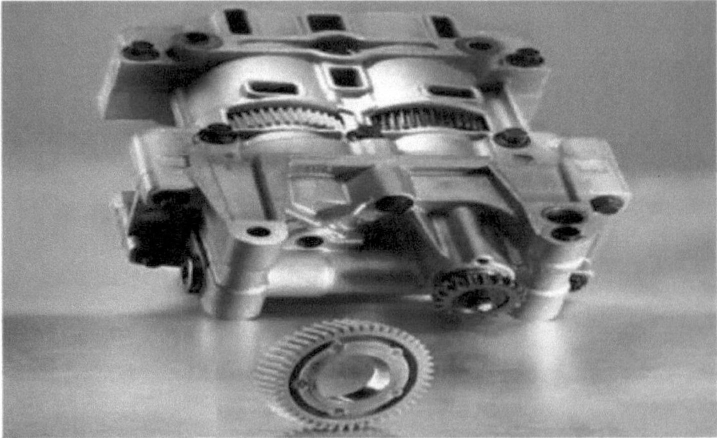

Medicina: O PEEK é utilizado na indústria médica devido à sua biocompatibilidade, resistência a métodos de esterilização e excelentes propriedades mecânicas, tornando-o adequado para implantes médicos, tais como implantes espinais, implantes dentários e substituições de articulações.

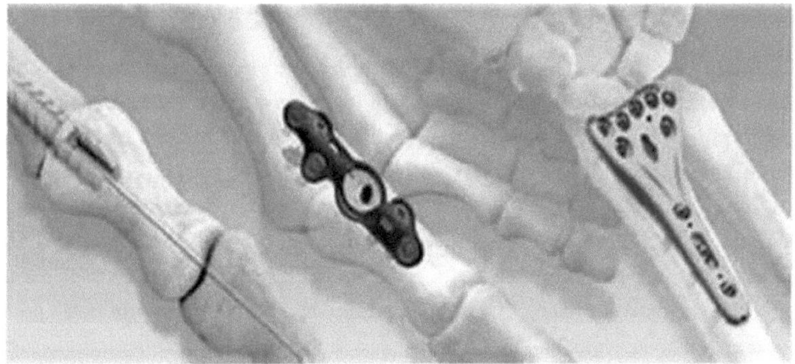

Petróleo e gás: O PEEK é utilizado na indústria do petróleo e do gás devido à sua resistência a altas temperaturas e a produtos químicos, o que o torna adequado para componentes de fundo de poço, tais como vedantes, rolamentos e peças de bombas.

Eletrónica: O PEEK é utilizado na indústria eletrónica pelas suas excelentes propriedades eléctricas e resistência a altas temperaturas, o que o torna adequado para conectores, placas de circuitos e outros componentes electrónicos.

Alimentos e bebidas: O PEEK é utilizado na indústria alimentar e de bebidas pela sua resistência a altas temperaturas, produtos químicos e abrasão, tornando-o adequado para componentes de equipamento de processamento alimentar, como bombas, válvulas e vedantes.

Em geral, as excelentes propriedades do PEEK fazem dele um material versátil com uma vasta gama de aplicações em vários domínios.

Aplicações do PEEK no domínio biomédico

O PEEK tem propriedades excepcionais, como elevada resistência mecânica, boa resistência ao desgaste, resistência química, estabilidade térmica e carácter anticorrosivo. Para além destas propriedades, o PEEK é resistente à degradação, o que é uma caraterística desejável para o futuro em muitas aplicações. Todas estas propriedades fazem do PEEK um dos polímeros de engenharia mais importantes. Estas caraterísticas são particularmente vantajosas para as aplicações nas indústrias automóvel, aeroespacial e biomédica. Os compósitos de PEEK podem ser utilizados em aplicações ortopédicas, uma vez que o PEEK tem um módulo de elasticidade semelhante ao do osso humano. O PEEK começou a ser o principal material polimérico termoplástico de alto desempenho no final dos anos 90 para substituir os metais em implantes, especialmente em ortopedia e traumatologia. O estudo de degradação simulada in vivo do PEEK revelou que o PEEK era resistente à degradação, incluindo os danos causados pela exposição a lípidos. O PEEK tem um ponto de fusão de 343 °C e, durante o processo de modelação, tem de ser aquecido a mais de 380 °C, mas as impressoras tradicionais não conseguem atingir uma temperatura tão elevada. O PEEK impresso, em comparação com outros materiais, é mais suscetível de sofrer um maior gradiente térmico. Por este motivo, é mais propenso a deformar-se durante o processo de impressão, o que afecta seriamente o desempenho do produto.

No domínio biomédico, o PEEK tem aplicação com o titânio e as suas ligas, uma vez que o PEEK apresenta compatibilidade com o titânio. Os resultados experimentais da estrutura celular multi-material de Ti6Al4V- PEEK mostraram que a inclusão de PEEK melhorou o desempenho tribológico da estrutura e protegeu a estrutura celular de Ti6Al4V. No estudo de avanço da mesma estrutura, verificou-se que esta estrutura tinha uma elevada resistência ao desgaste. As estruturas celulares de Ti6Al4V apresentaram uma menor perda de massa de 40% e 62% em comparação com os materiais de implante convencionais fundidos/forjados, respetivamente. Nestes estudos, a estrutura celular multi-material Ti6Al4V-PEEK foi um potencial substituto para os metais totalmente densos que são atualmente utilizados em aplicações de implantes ortopédicos.

Num estudo, observou-se que o PEEK com fosfato ß-tri-cálcico (ßTCP) tem propriedades mecânicas semelhantes às do osso humano, bem como uma elevada biocompatibilidade. No entanto, não foram observados efeitos benéficos na proliferação de células osteoblásticas. O PEEK é um material inerte e estável in vivo e não apresenta reacções citotóxicas e mutagénicas. De acordo com os resultados de alguns estudos, o PEEK não apresenta reacções alérgicas. Embora o PEEK seja um plástico de super-engenharia bem conhecido, com excelentes propriedades mecânicas e químicas, tem uma baixa energia de superfície que limita a sua utilização em muitos casos relevantes

aplicações industriais. É por isso que existe uma necessidade de modificação da superfície.

De um modo geral, o PEEK é um material inativo e hidrofóbico devido à sua inércia química e baixa energia de superfície. A mistura de outros materiais no PEEK, como fibra de vidro, fibra de carbono, etc., pode aumentar significativamente a resistência mecânica, mas as propriedades da superfície permanecem praticamente as mesmas. É por esta razão que o PEEK e os seus compósitos apresentam fracas propriedades de aderência, o que se torna um obstáculo importante nas várias aplicações industriais, como a aeroespacial, a automóvel, a biomédica, etc. É por isso que é necessário melhorar a aderência do PEEK com diferentes materiais e as estratégias de modificação da superfície também são necessárias.

O ÂMBITO DO MATERIAL PEEK NO DOMÍNIO DA MEDICINA DENTÁRIA

O material PEEK tem um vasto leque de aplicações no domínio da medicina dentária devido às suas excelentes propriedades. É normalmente utilizado em implantes dentários, uma vez que é biocompatível, tem boa resistência mecânica e pode suportar o ambiente oral agressivo. Os implantes PEEK são utilizados como alternativa aos implantes metálicos tradicionais, uma vez que são leves e têm propriedades mecânicas semelhantes às do osso. Apresentam também um menor risco de inflamação e infeção em comparação com os implantes metálicos, uma vez que não são propensos à corrosão.

O PEEK também é utilizado no fabrico de próteses dentárias, tais como estruturas de dentaduras, uma vez que é resistente ao desgaste, à abrasão e às manchas. Também é utilizado na produção de aparelhos dentários, uma vez que é um material não alergénico e pode ser facilmente moldado para se adaptar aos dentes do paciente. Além disso, o PEEK é utilizado na produção de ferramentas e instrumentos dentários, tais como brocas cirúrgicas e brocas, uma vez que é resistente ao calor e ao desgaste.

De um modo geral, as excelentes propriedades do PEEK fazem dele um material promissor para uma vasta gama de aplicações dentárias, desde implantes e próteses a ferramentas e instrumentos.

Formas PEEK para uso dentário

São utilizados principalmente dois tipos de marcas comerciais de PEEK nos domínios dentário e médico. O PEEKOPTIMA é utilizado principalmente nos Estados Unidos da América, enquanto o BioHPP é utilizado na Europa. Ambos os produtos representam material PEEK modificado com propriedades melhoradas.

PEEK-OPTIMA™

O PEEK-OPTIMA™ é o primeiro material termoplástico implantável, desenvolvido em 1999 pela Invibio Biomaterial Solutions Co. É um material termoplástico semi-cristalino poli-aromático com uma temperatura de fusão de ~343°C, um pico de cristalização de ~160°C e uma temperatura de transição vítrea de ~145°C. Estão disponíveis três graus naturais (não preenchidos) como variantes de alta, média e baixa viscosidade e são geralmente conhecidos como poli-aril-etercetonas. A adição de fibras de carbono melhorou propriedades como a dureza e a resistência à fluência. O PEEK-OPTIMA™ é atualmente utilizado em medicina dentária para pilares protéticos temporários, parafusos de cicatrização, acessórios de precisão e estruturas de restauração suportadas por implantes. O fabrico convencional em laboratório inclui a fusão e a moldagem por injeção. Utilizando a tecnologia CAD-CAM, os "blanks" de PEEK (Juvora) podem ser utilizados para fresar estruturas para próteses ou FDPs em poucos minutos.

BioHPP™

O BioHPP™ (Bio High Performance Polymer) foi desenvolvido pela Bredent GmbH especificamente para aplicações dentárias. Esta modificação do material PEEK inclui a adição de cargas cerâmicas com tamanho de grão entre 0,3-0,5 mm. De acordo com o fabricante, o tamanho reduzido do grão é responsável pela homogeneidade e pelas propriedades de polimento melhoradas. A moldagem por injeção e as opções CAD-CAM também estão disponíveis para este material. O BioHPP é aprovado pelo fabricante para FDPs de três a quatro unidades, restaurações telescópicas, pilares de implantes e estruturas secundárias associadas a próteses suportadas por barras.

A UTILIZAÇÃO DE MATERIAL PEEK EM IMPLANTOLOGIA DENTÁRIA

Pensa-se que o material PEEK pode ser uma alternativa aos materiais convencionais em implantologia. Como o PEEK demonstrou uma elevada biocompatibilidade em medicina dentária, tornou-se um material utilizado na produção de implantes, pilares e próteses. No âmbito da cicatrização a partir de material PEEK em implantologia, também é possível fabricar parafusos que proporcionam a ligação com o pilar do implante.

IMPLANTES PEEK

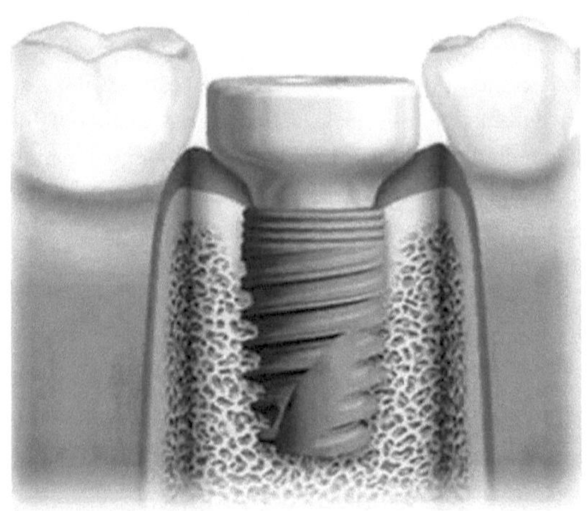

Juntamente com o conceito de osteointegração definido por Branemark et al, os implantes de titânio começaram a ser utilizados em medicina dentária e, devido aos resultados bem sucedidos obtidos, continuam a ser utilizados atualmente. Em implantologia, o titânio tem geralmente propriedades mecânicas suficientes e, como é biocompatível, é aceite como a primeira escolha em tratamentos padrão. Os materiais metálicos para implantes, especialmente o titânio e as ligas, são selecionados em implantologia devido à sua biocompatibilidade, resistência à corrosão e propriedades mecânicas. Apesar das várias vantagens destes materiais, existem algumas desvantagens, tais como a reabsorção óssea e a subsequente perda do implante, a desintegração sob radiação luminosa, as reacções de hipersensibilidade, o potencial alérgico e a deterioração da superfície relacionada com a peri-implantite. Prevê-se que estes aspectos negativos que podem ser observados nos implantes de titânio possam ser ultrapassados com a utilização de um implante produzido a partir de um material não metálico, como o PEEK.

O Ti é o principal material a ser utilizado em implantes dentários. Durante a mastigação, pode ocorrer uma sobrecarga do osso maxilar devido à diferença notável entre o módulo de elasticidade do osso ("1-30 GPa) e do Ti (110 GPa), o que causa grandes problemas aos implantes associados. Nesta situação, o PEEK (módulo de elasticidade 3-4 GPa) pode ser considerado extremamente encorajador devido às suas propriedades estéticas e funcionais. Quando comparado com o Ti, o PEEK possui uma estrutura composta, o que permite otimizar a distribuição das forças mastigatórias em torno do implante.

Foram efectuadas modificações do PEEK para o utilizar como implantes. Os implantes de PEEK cobertos com hidroxiapatite (HA) são um material superior para ser utilizado como aparelho clínico com retenção óssea. Um PEEK nanosizado modificado com HA gera uma camada abundante de 20 a 40 nm de partículas nanosizadas com tamanho, configuração e cristalinidade semelhantes ao osso antropoidal.[46] O nFA/PEEK jateado com areia possuía excelentes propriedades osteogénicas e biocompatibilidade e revelou-se muito bem osseointegrado no seu leito ósseo.[47] Os revestimentos de TiO2 no implante PEEK iniciaram a formação de novo osso de forma mais proeminente, com um aumento da resistência ao cisalhamento da coligação entre o osso e o implante.[39,48] Embora o CFR-PEEK tenha apresentado uma interação ideal entre o osso e o implante, mas o CFR-PEEK a 30% apresentou uma concentração de tensão elevada no colo do implante e no osso adjacente. Isto deve-se à rigidez reduzida e ao aumento da deformação em relação ao Ti.20 Os implantes PEEK tinham limites de fadiga suficientes para substituir os dentes anteriores. Os implantes com revestimentos de materiais PEEK e os implantes PEEK em particular podem diminuir os efeitos de proteção contra o stress.[7]

A investigação sobre a implantabilidade do material PEEK baseia-se em informações da década de 1980. Nos estudos de modificação da superfície, as propriedades da superfície do material PEEK foram desenvolvidas para aumentar a resposta celular. Assim, obteve-se um biomaterial resistente. Um relatório de caso publicado por Maldonado et al mostrou que a alergia foi causada pelo material PEEK implantado entre as vértebras. Como o material PEEK tem uma solubilidade em água muito baixa, a resposta ao material, especialmente em doentes alérgicos, é extremamente baixa em comparação com vários outros materiais. O facto de não se desintegrar sob radiação luminosa é outra propriedade do material PEEK que o torna uma alternativa aos implantes metálicos.

Uma vez que o titânio tem um módulo de elasticidade elevado, a absorção de choques não é demonstrada durante as acções de mastigação'49 Foi sugerido que, como o material PEEK tem um módulo de elasticidade próximo do do osso, as tensões que ocorrem no osso são reduzidas com a absorção de forças. A transferência para o osso da carga num implante de estrutura rígida leva à reabsorção do osso. Tem sido afirmado que, devido à propriedade de absorção de choque do material PEEK, existe a vantagem da proteção óssea. [50]

Em estudos realizados, foi referido que não tinham sido efectuados estudos suficientes para desenvolver o comportamento biomecânico, de modo a proporcionar uma distribuição de tensões mais homogénea dos implantes PEEK no osso perimplantar, e que eram necessários mais estudos a longo prazo sobre os implantes PEEK. [51] Sarot ecomparou as tensões que ocorrem no osso dos implantes PEEK e de titânio e não foi observada qualquer diferença significativa entre os grupos[52.] No que diz respeito ao sucesso da osteointegração, os estudos que compararam o PEEK com materiais de implantes convencionais, como o titânio e o zircónio, sublinharam que não existia qualquer diferença significativa[51,52] Num estudo realizado por Toth et al, os implantes PEEK foram aplicados com auto-enxerto ou rhBMP-2 e, após 6 meses, foi observada uma integração histológica com osso de carneiro. No entanto, não foi referido se esta integração tinha ocorrido através de uma integração micromecânica em vez de uma relação química [54.]

Estudos anteriores referiram que o material PEEK apresenta propriedades osteocondutoras extremamente limitadas, ao contrário do titânio. Por conseguinte, foi realizada uma quantidade significativa de investigação para aumentar a bioatividade dos implantes PEEK[55.] . O principal destes estudos é o desbaste da superfície.

ENCAIXES PEEK

Os tratamentos suportados por implantes e a osteointegração dos implantes são tópicos importantes. Além disso, o pilar tem de ser um material que satisfaça as expectativas mecânicas, biológicas e estéticas[58,5] 9. Vários materiais, como o titânio, o ouro, o zircónio e a cerâmica, são utilizados na produção de pilares 6[0.] Embora o titânio e as ligas apresentem várias desvantagens, como a corrosão e a provocação de reacções de hipersensibilidade, são os materiais mais frequentemente selecionados na produção de implantes e pilares e têm sido aceites como o padrão de ouro 61. No entanto, por vezes, nos casos em que a estética é uma prioridade, não é possível obter resultados satisfatórios. Os problemas estéticos são observados particularmente quando existe a presença de tecido gengival de biótipo fino. Para além disso, o ouro é um material com poucas possibilidades de utilização em termos de custos [60.]

Os pilares de zircónio desgastam-se intra-oralmente com o tempo. Além disso, como a resistência mecânica não é boa, isto provoca alterações na estrutura interna. Este material é caracterizado por desvantagens como a deterioração em água e soluções aquosas e a baixas temperaturas, e a transição de uma fase tetragonal para uma fase monoclínica. Os resultados de estudos in vitro e in vivo mostraram que a utilização de pilares de cerâmica de alumínio e zircónio é limitada com próteses totais de cerâmica sobre implantes de um único dente [62.]

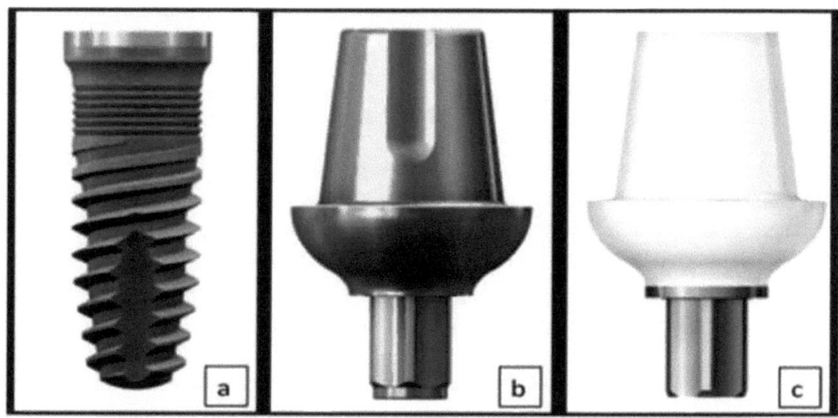

Figura 3. Detalhe dos materiais utilizados no protocolo experimental. (a) Implante Bredent Blue Sky Narrow Implant®. (b) Pilar de titânio. (c) Pilar Peek (Elegance). (J.E. Matd Sanchez de Val et al. / Annals of Anatomy 206 (2016) 104-109 [63]

Quando se consideram as dificuldades de situações de quebra de parafusos de implantes, os parafusos feitos de PEEK podem ser removidos mais facilmente. Os testes efectuados mostraram que o material PEEK é resistente até 1200N de forças mastigatórias[64.] Como a propriedade elástica do material PEEK reduz as forças criadas durante a mastigação que são comunicadas ao implante, tem sido afirmado que, devido ao baixo módulo de elasticidade deste material, as tensões que ocorrem tanto nos dentes pilares como na interface do cimento são reduzidas ao mínimo 7. Pensa-se que os problemas baseados no stress do PEEK em implantologia poderiam ser ultrapassados. Para além disso, devido às suas elevadas propriedades mecânicas, tem sido defendido que este material pode ser utilizado como pilar e como material protético[60] . No entanto, existem muito poucos estudos que tenham analisado a tensão criada neste material.

Foi sugerido que o PEEK pode promover o processo de remodelação óssea. Por conseguinte, foi referido que este material poderia ser uma alternativa adequada ao titânio na produção de pilares (Fig. 2 e 3) .

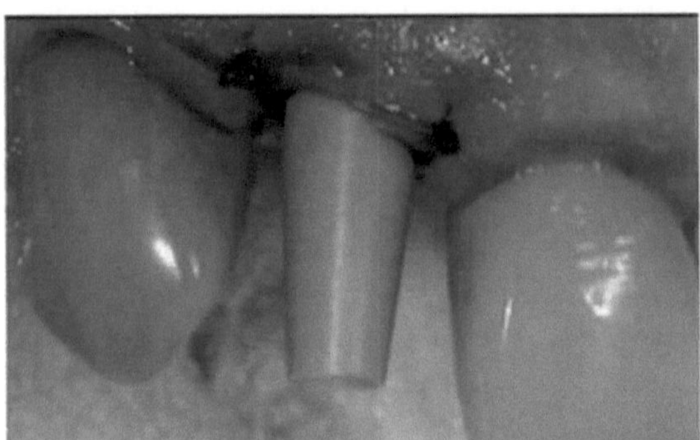

Figura 2. Um novo pilar de transição para estética e função imediatas (21)

Estudos relataram que os valores de tensão que ocorrem à volta do osso eram mais baixos num grupo que utilizava um pilar de titânio em comparação com o grupo com um pilar de PEEK[65.] Noutro estudo, foram aplicadas coroas de resina composta sobre pilares provisórios de PEEK e titânio e a resistência à rutura destes foi comparada. Verificou-se que as coroas aplicadas sobre os pilares PEEK tinham uma resistência inferior [66.]

O material PEEK, que também pode ser produzido com uma base de titânio, é um material flexível. De acordo com a investigação, quando os pilares PEEK foram comparados com pilares de zircónio, enquanto não se verificou qualquer quebra nos pilares de zircónio, houve deformação nos pilares PEEK, mas não houve quebra. A quebra nos pilares de metal e de zircónio não se verifica no próprio pilar, mas nos parafusos de fixação, ao passo que nos pilares de cerâmica, a quebra é observada no próprio pilar. A estrutura semi-cristalina do PEEK reduz a fragilidade e, por isso, em vez de rutura, observa-se deformação. Consequentemente, nos problemas que ocorrem nas estruturas superiores, os pilares PEEK podem ser facilmente substituídos e os problemas que poderiam surgir devido à dificuldade de remover um parafuso partido podem ser evitados. Num estudo, não foi determinada qualquer quebra em 40% das próteses aplicadas sobre pilares de PEEK e apenas foi observada deformação no pilar. Por conseguinte, foi referido que, com apenas uma mudança de pilar, a mesma prótese pode ser utilizada 67. novamente ·

Pilares de implantes - healing screwsframeworks O PEEK tem sido utilizado para o fabrico de pilares protéticos de implantes por várias empresas de implantes. Um ensaio clínico controlado e aleatório (RCT) realizado por Koutouzis et al. 50 sugere que não existe uma diferença significativa na reabsorção óssea e na inflamação dos tecidos moles à volta do PEEK quando comparado com pilares de titânio. Além disso, a flora microbiana oral era semelhante à dos pilares de titânio, zircónia ou PMMA.51 Rea et al, 52 avaliaram a cicatrização dos tecidos moles e duros utilizando diferentes formas de parafusos de cicatrização PEEK. Os autores concluíram que o PEEK pode ser utilizado como um material de parafuso de cicatrização, uma vez que não foi observada qualquer diferença estatística entre as formas de PEEK e o titânio. 53 estudaram o comportamento do PEEK como material para pilares de próteses sobre implantes e concluíram que a biocompatibilidade do material, em combinação com a sua excelente resposta tecidular, tornava-o uma alternativa adequada aos pilares de titânio convencionais. O material também tem sido utilizado para o fabrico de estruturas em restaurações de implantes all-on 4 de curta (Figuras la-b) ou longa extensão (Figuras 2a-b), proporcionando um efeito de amortecimento como uma vantagem distinta em relação a materiais mais duros, resultando em menos afrouxamento dos parafusos ou mesmo em lascas e reparações de facetas.

A UTILIZAÇÃO DE MATERIAL PEEK EM PRÓTESES FIXAS

Nos sistemas protéticos suportados por implantes, a estrutura superior é formada por materiais de coroa. As cerâmicas suportadas por metal são utilizadas há muitos anos em medicina dentária e os resultados obtidos demonstraram o seu sucesso. No entanto, existem algumas desvantagens. As ligas metálicas podem sofrer corrosão e têm o potencial de causar alergias. Para além disso, a falta de permeabilidade à luz é uma das propriedades negativas das ligas metálicas [68].

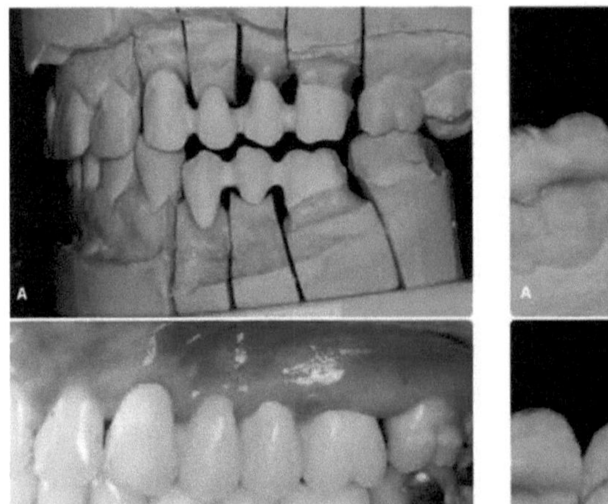

Figura 5a-b: FDP de quatro unidades, a) Estruturas Peek, b) Faceta de compósito de alto impacto.

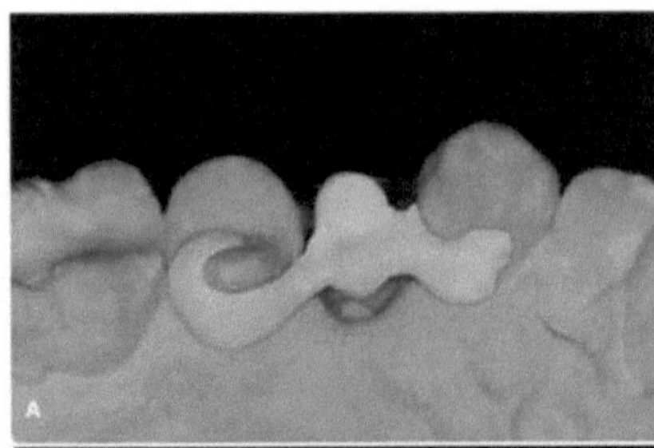

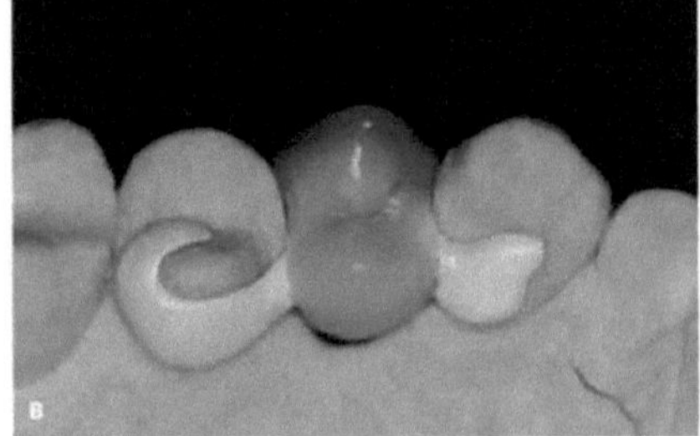

Figura 6a-b: Restauração RBR, a) Estrutura Peek, b) Pôntico de faceta de compósito de alto impacto.

A biocompatibilidade do material PEEK é superior à das cerâmicas à base de metal. No entanto, há investigadores que afirmam que deve ser coberto com um revestimento, uma vez que não é suficientemente transparente. Como o PEEK é mais leve, pode ser uma alternativa adequada às cerâmicas de cromo-cobalto. Além disso, não corrói quando em contacto com outros metais na boca[64] O PEEK é solúvel em água e tem uma baixa reatividade com outros materiais, pelo que poderá, por conseguinte, ser uma alternativa adequada para doentes com alergia a metais ou que sejam sensíveis ao sabor metálico 70'

Uma vez que o material PEEK pode ser reparado mais facilmente do que a cerâmica, não se desgasta na boca e não se regista qualquer deterioração das propriedades do material durante o processamento, isto aumenta a possibilidade da sua utilização como material de coroa. Além disso, apesar do baixo módulo de elasticidade e da dureza, a elevada resistência ao desgaste faz deste um material que pode competir com as ligas metálicas 7 '[1]

Os estudos sugerem que as próteses PEEK de 3 unidades produzidas com CAD-CAM têm uma maior resistência à fratura do que as próteses PEEK granuladas ou em forma de pellets. A resistência à rutura das próteses fixas PEEK fabricadas com CAD-CAM é superior à das próteses de cerâmica de vidro de dissilicato de lítio, alumínio e zircónio.

As próteses dentárias fixas (PPF) PEEK são um material relativamente novo com propriedades mecânicas favoráveis e boa ligação com materiais compósitos de revestimento que cumprem os requisitos básicos para serem utilizados como

para próteses dentárias fixas resumem as principais conclusões dos estudos in vitro e in vivo incluídos nesta revisão. Apesar de não existirem relatórios clínicos sobre PEEK FDPs fabricados em CAD-CAM disponíveis na literatura, um estudo in vitro concluiu que as próteses dentárias fixas de três unidades, fresadas utilizando a tecnologia CAD-CAM a partir de blocos de PEEK pré-prensados, apresentavam uma menor deformação e cargas de fratura mais elevadas (2354 N) do que as prensadas na forma granular (1738 N). Além disso, vários estudos in vitro afirmaram que o PEEK poderia ser uma alternativa viável para coroas unitárias e próteses dentárias fixas. As estruturas de PEEK de três unidades demonstraram deformação das FDPs a 1200 N e fratura no conetor das FDPs a 1383 N. Se 870 N for considerado a força máxima média de mastigação posterior, o PEEK pode ser considerado um material adequado para restaurações em áreas de suporte de carga. Além disso, a resistência à fratura dos FDPs PEEK fresados em CAD-CAM é muito mais elevada do que a da cerâmica de vidro de dissilicato de lítio (950 N), alumina (851 N) e zircónia (981-1331 N).

Diferentes tipos de FDPs retidos por incrustações, descobriram que o PEEK tinha a maior capacidade de carga em comparação com o PMMA, a pasta de resina composta e os materiais compósitos reforçados com fibras. Em comparação com a zircónia, o dissilicato de lítio e uma liga de ouro de alto teor, o PEEK apresentou um valor mais elevado para o módulo de resiliência do que o dissilicato de lítio, comparável ao da liga de ouro, indicando uma elevada capacidade de absorver elasticamente a energia de fratura destrutiva. Com base nas curvas tensão-deformação observadas, verificou-se também uma elevada capacidade de dissipar plasticamente a energia. Além disso, o PEEK tem um baixo módulo de elasticidade (4 GPa) em comparação com ligas de cromo-cobalto (220 GPa), ligas de ouro (91 GPa), zircónia (220 GPa), alumina (314 GPa) e dissilicato de lítio (95 GPa), silicato de lítio reforçado com zircónia (70 GPa), porcelana feldspática (48,7 GPa). Uma análise de elementos finitos 3D de coroas posteriores completas monolíticas revelou que os materiais com um módulo de elasticidade mais elevado apresentam uma maior concentração de tensão de tração na superfície do entalhe da coroa e uma maior tensão de corte na camada de cimento, o que pode facilitar a descolagem da coroa em condições orais. Devido ao seu baixo módulo de elasticidade, o PEEK permite a absorção de tensões funcionais por deformação e actua como um quebra tensões, reduzindo as forças transferidas para os dentes pilares. Por este motivo, dois relatórios clínicos sugeriram a utilização de uma estrutura prensada à base de PEEK revestida com resina composta polimerizada leve para o fabrico de uma coroa unitária ou endocoroa em casos de dentes pilares enfraquecidos ou gravemente danificados, alergia do paciente a metais e hábitos parafuncionais.

Numa tentativa de avaliar a longevidade dos materiais de restauração, a influência da termociclagem nas propriedades mecânicas de materiais cerâmicos, compósitos e à base de polímeros. Resistência à flexão e módulo de elasticidade do PEEK

não foram significativamente influenciados pela termociclagem, indicando a capacidade do material para preservar as suas propriedades. Após o envelhecimento em diferentes soluções, o PEEK demonstrou os valores mais baixos de solubilidade e absorção de água em comparação com as resinas compostas, um material híbrido e materiais à base de PMMA e parâmetros de dureza semelhantes aos dos materiais à base de PMMA . As estruturas de PEEK têm uma cor opaca castanho-acinzentada ou branco-pérola e precisam de ser revestidas com uma resina composta. Vários estudos sobre a resistência de união do PEEK com resinas compostas propuseram diferentes pré-tratamentos, tais como abrasão por partículas transportadas pelo ar, revestimento de sílica, gravura de piranha, ácido sulfúrico, ácido fosfórico ou plasma de árgon, com resultados contraditórios. No entanto, a maioria dos estudos concluiu que é possível obter uma resistência de união fiável a resinas compostas de revestimento e cimentos de cimentação quando as superfícies de PEEK são pré-tratadas e condicionadas utilizando sistemas adesivos que contêm metilmetacomonómeros, como o Signum PEEK bond e o Visio.link .

Estão disponíveis vários métodos de facetamento; facetas fabricadas em CAD-CAM, facetas convencionais com resina composta polimerizada leve e facetas pré-fabricadas. carga de fratura de próteses dentárias fixas de três unidades em PEEK facetadas com diferentes métodos. Os valores mais elevados de carga de fratura foram encontrados para as facetas digitais, indicando que a faceta digital é mais fiável do que as técnicas convencionais. As falhas adesivas foram mais comuns nas facetas pré-fabricadas, enquanto que as fissuras na região do pôntico, a partir da área do conetor, foram observadas nas facetas digitais e na resina composta convencional.

Um estudo in vitro avaliou as propriedades colorimétricas de diferentes materiais de revestimento em PEEK, óxido de zircónio (ZrO2), liga de cobalto-crómio-molibdénio (CoCrMo) e óxido de titânio. O PEEK apresentou resultados comparáveis quando comparado com materiais de núcleo bem estabelecidos, como o ZrO2 e o CoCrMo, no que diz respeito aos parâmetros do Sistema CieLab das montagens e à modificação dos parâmetros do Sistema CieLab para cada material de revestimento. As vantagens adicionais do PEEK são a baixa abrasividade para o esmalte e a elevada resistência ao desgaste. Nalguns estudos, encontrou-se uma resistência ao desgaste significativamente maior para o PEEK do que um compósito nano-híbrido e um material de poli (metacrilato de metilo) quando carregado lateralmente e um desgaste comparável dos antagonistas do esmalte. A conclusão geral dos estudos anteriores é que o PEEK pode ser utilizado em FDPs CAD-CAM devido às suas boas propriedades mecânicas e de ligação, embora a evidência clínica precise de ser melhorada.

Próteses dentárias fixas suportadas por implantes (IFDPs)

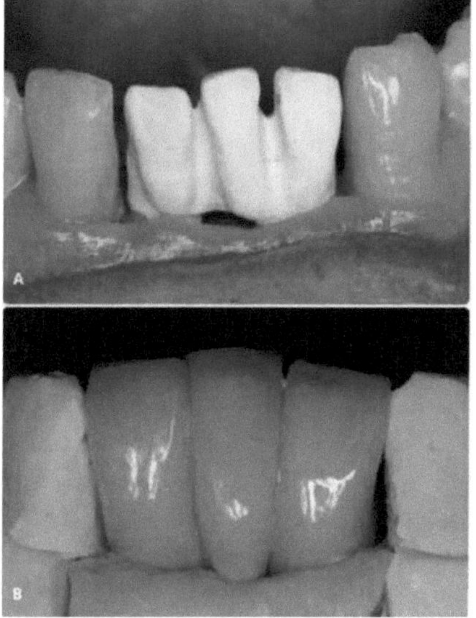

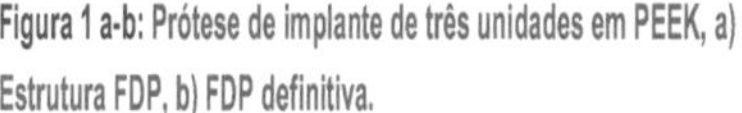
Figura 1 a-b: Prótese de implante de três unidades em PEEK, a) Estrutura FDP, b) FDP definitiva.

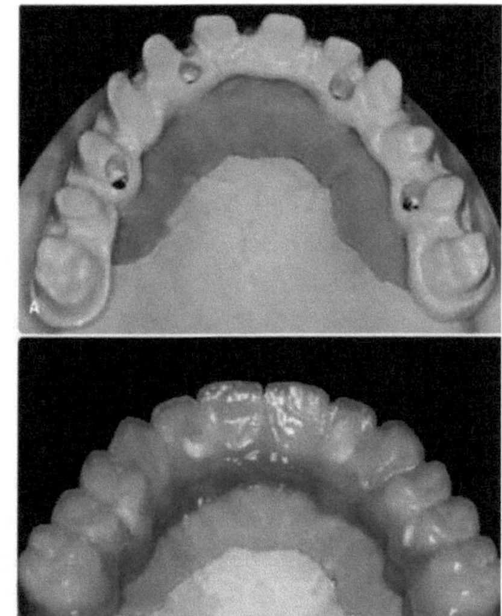

Figura 2a-b: Prótese de implante PEEK all-on-4, a) Estrutura da FPD. b) FPD definitiva.

As estruturas para próteses dentárias fixas suportadas por implantes são normalmente fabricadas através da fundição de ligas metálicas ou da fresagem de titânio ou zircónia. No entanto, dois relatórios clínicos recentes apresentaram estruturas de PEEK revestidas com resina composta como uma solução para IFDPs, adequada para pacientes com alergias a metais. Outro relatório clínico sugeriu a utilização de uma prótese fixa de zircónia monolítica na maxila e uma estrutura PEEK com resina composta gengival combinada com coroas de dissilicato de lítio na mandíbula para a reabilitação de um paciente completamente desdentado. As estruturas PEEK têm um peso reduzido e maior elasticidade do que as estruturas de zircónia, o que poderia reduzir o risco de complicações mecânicas, mas esta solução tem um custo mais elevado em comparação com as restaurações metalo-cerâmicas ou metalo-acrílicas convencionais. Devido ao seu baixo módulo de elasticidade, o PEEK proporciona um efeito de amortecimento das forças oclusais. Quando uma estrutura elástica deste tipo é combinada com materiais com baixo módulo de elasticidade, tais como facetas pré-fabricadas de poli (metacrilato de metilo) (PMMA) ou resina composta para facetas, reduzirá ainda mais as forças oclusais sobre a restauração e a dentição oposta. Por conseguinte, a utilização de PEEK pode ser vantajosa para as IFDP, onde a propriocepção é reduzida pela ausência de ligamentos periodontais, e eliminar complicações mecânicas, tais como fracturas de facetas e estalidos durante a função, relatados para as restaurações metalo-cerâmicas ou de zircónia monolítica. Em concordância com esta afirmação, um estudo in vitro que avaliou coroas aparafusadas de PEEK em implantes de titânio encontrou um modo de fratura favorável para o PEEK em comparação com os materiais convencionais, enquanto os pontos de flexão foram deslocados coronalmente, proporcionando proteção contra danos no implante e nos parafusos do pilar. Não se registou qualquer afrouxamento do parafuso ou complicação da faceta. Por outro lado, a utilização de estruturas rígidas fabricadas em metal ou zircónia pode levar à deformação plástica do ombro do implante.

Valores de tensão mais elevados dos pilares personalizados em zircónia nos componentes do implante, na coroa e no osso cortical, em comparação com os pilares personalizados em PEEK. Além disso, uma análise tridimensional de elementos finitos em diferentes materiais de estrutura para próteses mandibulares fixas suportadas por implantes encontrou a maior deformação para estruturas de PEEK e PMMA que diminuíram as tensões de von Mises nas estruturas, implantes e pilares. No entanto, as estruturas de PEEK apresentaram valores críticos de tensão de tração no osso trabecular, enquanto o ZrO2, o Co-Cr e o Ti atingiram valores de tensão no osso dentro dos limites fisiológicos. É necessária uma resistência adequada à fratura para garantir bons resultados a longo prazo das próteses suportadas por implantes. Um estudo in vitro que avaliou IFDPs de três unidades em dois implantes fabricados em zircónia, liga de níquel-crómio ou PEEK encontrou cargas de fratura de 2086 ± 362 N, 5591 ± 1200 N e 1430 ± 262 N, respetivamente. No entanto, a força de fratura relatada para as próteses PEEK foi superior à máxima mastigatória posterior fisiológica de 870 N . Assim, as próteses PEEK foram consideradas capazes de suportar forças oclusais na região molar, enquanto o modo de falha observado foi o adesivo entre o compósito de revestimento e a estrutura.

Elevada resistência à fratura das coroas PEEK, comparável às coroas de zircónia e de dissilicato de lítio suportadas por pilares de implantes de titânio e zircónia. Valores adequados de resistência à fratura de 1518 ± 134 N também foram encontrados por Jin et al. num estudo in vitro . Por outro lado, Preis et al. num ensaio de fadiga de coroas molares em PEEK, quer coladas quer aparafusadas, encontraram uma resistência à fratura inferior à das coroas em zircónia, enquanto que foi observada uma taxa de fracasso total para estruturas de PEEK revestidas com pasta de compósito utilizadas para restaurações aparafusadas, indicando que a inserção de canais de parafuso enfraqueceu as estruturas de PEEK. Além disso, as estruturas suportadas por implantes de zircónia com cantilevers apresentaram uma maior resistência à fratura do que os materiais à base de PEEK .

O espaço marginal clinicamente aceitável é considerado inferior a 120 gm enquanto que a adaptação marginal aceitável foi sugerida como estando entre 50 e 100 gm. Ghodsi et al. verificaram num estudo in vitro que não existiam espaços marginais clinicamente aceitáveis para coifas suportadas por implantes de PEEK e compósito, enquanto a zircónia tinha a melhor adaptação marginal e interna. Contudo, não foram observadas diferenças significativas nas forças de retenção entre os materiais avaliados com o teste de arrancamento. Noutro estudo, a adaptação marginal das estruturas PEEK suportadas por implantes antes e depois da cimentação esteve no limite da aceitabilidade clínica, mas com uma discrepância marginal significativamente mais elevada do que as estruturas de zircónia. Por outro lado, Jin et al.

encontraram bons valores de adaptação marginal de 19 ± 4 gm para estruturas PEEK de três unidades suportadas por implantes, em concordância com os resultados de Wachtel et al. que não relataram qualquer fuga bacteriana de coroas PEEK aparafusadas durante a simulação mastigatória.

A lascagem dos materiais de revestimento é uma complicação comum dos IFDPs com uma estrutura de titânio. Um estudo in vitro anterior relatou uma ligação mais forte das estruturas PEEK de três unidades suportadas por implantes (31,1 ± 3,5 MPa) com resinas compostas do que as estruturas de titânio (20,5 ± 1,8 MPa), concluindo que o PEEK poderia ser utilizado como um material de estrutura alternativo ao titânio. A ligação duradoura do PEEK com resinas compostas permite, também, uma fácil reparação intra-oral das restaurações de PEEK com resina composta em caso de lascagem. Outras vantagens do PEEK são a sua radiolucidez, que pode facilitar a remoção de cimento e o diagnóstico de afrouxamento de parafusos, e o seu baixo peso específico, que permite a construção de próteses mais leves. Devido à cor branca das estruturas PEEK, o aspeto acinzentado das estruturas metálicas pode ser eliminado e pode ser alcançado um resultado estético elevado em combinação com materiais de revestimento compósitos. Para além disso, o PEEK tem uma boa biocompatibilidade combinada com uma baixa solubilidade em água e uma elevada estabilidade química e térmica. Assim, as próteses PEEK podem ser adequadas para pacientes com alergias a metais e gosto metálico e para pacientes que exigem restaurações sem metal. No entanto, são necessários mais estudos clínicos para avaliar o comportamento deste novo material.

Próteses dentárias removíveis (PDR)

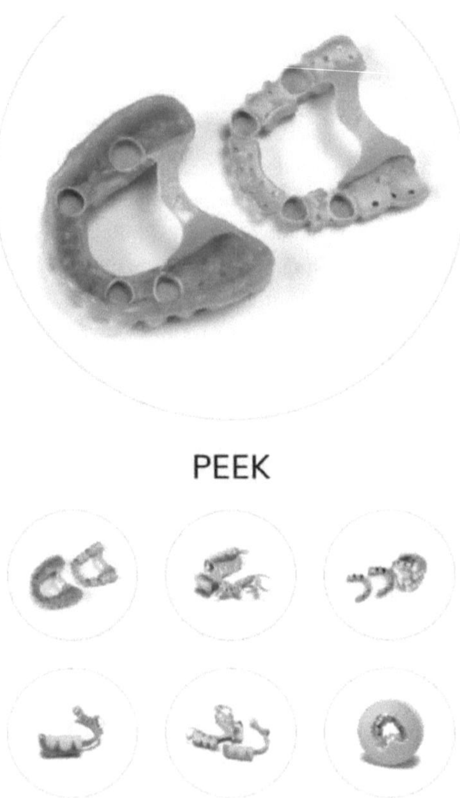

O PEEK é utilizado em medicina dentária como alternativa aos aparelhos e ganchos metálicos em próteses parciais removíveis. Em comparação com as próteses parciais à base de crómio-cobalto, os ganchos PEEK demonstraram ter uma força de retenção inferior.

Eliminam o sabor metálico e as reacções alérgicas, podem ser bem polidos e têm baixa retenção de placa bacteriana. Como o PEEK é de cor branca e tem uma elevada resistência, pode ser utilizado na preparação de aparelhos e ganchos metálicos. Pode ser utilizado em barras de suporte de implantes. Em combinação com polímeros de alto desempenho, o PEEK pode ser utilizado com dentes de acrílico como material alternativo para próteses parciais removíveis. Pensa-se que as próteses com subestrutura em PEEK podem beneficiar a saúde do dente em próteses parciais removíveis com extensão distal. A elasticidade do material poderia reduzir a força de torque e a tensão sobre o dente. Consequentemente, podem ser obtidas próteses mais leves que aumentam a satisfação e o conforto do paciente. Observou-se que as alterações na cor do PEEK são mais estáveis em comparação com outros materiais de resina para próteses. Os efeitos foram comparados na rugosidade da superfície e na energia de superfície livre dos métodos de polimento aplicados na clínica e no laboratório ao PEEK, PMMA e a uma resina composta. Obteve-se uma menor rugosidade superficial e energia de superfície livre no PEEK, que é um material mais duro.

Existem várias vantagens do material PEEK como subestrutura em próteses fixas e parciais. Estas incluem o facto de poder ser mais facilmente produzido em comparação com a subestrutura metálica, e as produzidas com sistemas CAD-CAM podem ser mais facilmente aplicadas com abrasão num curto espaço de tempo sem danificar as brocas ·

Em resultado de investigações anteriores, foi referido que o material PEEK pode ser recomendado para restaurações de longa duração devido às suas propriedades de baixa absorção de água e solubilidade ·

As técnicas de desenho assistido por computador e de fabrico assistido por computador (CAD-CAM) também podem ser utilizadas para fabricar estruturas RDP. Um relatório clínico anterior sugeriu estruturas de PEEK combinadas com dentes de prótese de resina acrílica e bases de prótese de resina acrílica curadas pelo calor como alternativa às estruturas de Co-Cr convencionais. O PEEK apresenta propriedades favoráveis, tais como uma excelente biocompatibilidade, boas propriedades mecânicas, boa resistência térmica e química, cor branca e baixo peso específico, que permitem o fabrico de RPDs mais leves e sem metal, eliminando a exibição esteticamente inaceitável de claps metálicos e o risco de sabor metálico e alergias das estruturas metálicas de RDP convencionais. Outro estudo descreveu a utilização de estruturas PEEK fresadas para o fabrico de uma prótese obturadora maxilar removível. Ambos os estudos relataram uma elevada satisfação dos pacientes no que respeita à estética, retenção e conforto. Devido à sua elevada elasticidade, o PEEK pode reduzir as tensões e o torque distal nos dentes pilares durante a função. Em concordância com esta afirmação, uma análise tridimensional de elementos finitos de Chen et al. concluiu que as estruturas PEEK causavam valores de tensão mais baixos no ligamento periodontal do que as ligas de cobalto-crómio e Ti- 6Al4 V. Assim, as RPD PEEK poderiam ser recomendadas para pacientes com condições periodontais deficientes. No entanto, no mesmo estudo, verificou-se que o PEEK causava as tensões mais elevadas na mucosa e o maior deslocamento na extremidade livre, o que poderia provocar dor, reabsorção óssea avançada, falha da base da prótese e comprometimento da eficiência mastigatória. Os autores concluíram que o PEEK deve ser utilizado com precaução em PPRs de extensão distal. Além disso, em comparação com as estruturas metálicas, as estruturas em PEEK apresentaram tensões internas significativamente mais baixas. A força de retenção e a resistência à fadiga são factores cruciais para os grampos das RDP.

Alguns estudos in vitro concluíram que os fechos PEEK apresentavam uma força de retenção inferior à dos fechos em liga de Co-Cr. No entanto, os valores da força de retenção dos fechos PEEK foram considerados suficientes para utilização clínica, enquanto Tannous et al. recomendaram a utilização de cortes inferiores de 0,5 mm. Não foram encontradas diferenças significativas na deformação dos fechos PEEK e metálicos após o ensaio de fadiga. Por outro lado, Tribst et al. afirmaram que o PEEK não deve ser utilizado para o fabrico de fechos porque os valores de tensão durante a remoção de fechos com cortes inferiores mais elevados são superiores à resistência do material. No que respeita ao método de fabrico das estruturas PEEK, os fechos PEEK fresados demonstraram uma força de retenção mais elevada do que os termopensados. Tanto os fechos PEEK fresados como os termomoldados demonstraram uma força de retenção mais elevada em cortes inferiores mais profundos com um desenho de fecho mais espesso do que os fechos Co-Cr após 3 anos de simulação de fadiga.

As estruturas CAD-CAM PEEK RDP podem ser fabricadas através de vários métodos, tais como a fresagem direta de peças em bruto de PEEK ou a impressão 3D de uma estrutura com padrão de resina/cera que é depois termomoldada utilizando a técnica convencional de cera perdida/resina. Foram encontrados valores de ajuste clinicamente aceitáveis para ambas as técnicas, mas as estruturas de PEEK fresadas diretamente apresentaram valores de ajuste e veracidade mais elevados do que as estruturas fabricadas indiretamente. Em concordância com este resultado, Arnold et al. verificaram que as estruturas PEEK RPD fresadas diretamente têm melhor precisão e ajuste (43 ± 23 mm na horizontal e 38 ± 21 mm na vertical) do que as estruturas metálicas fundidas fabricadas utilizando a técnica convencional de fundição por cera perdida, prototipagem rápida indireta ou prototipagem rápida direta. Este facto foi atribuído ao acabamento de alta qualidade obtido com a técnica de fresagem.

O PEEK também pode ser utilizado como material de estrutura para próteses completas, de modo a diminuir a deformação da prótese responsável pelas fracturas da linha média. No entanto, as estruturas de PEEK com uma espessura de 1 mm podem oferecer apenas um ligeiro reforço às próteses completas, enquanto os materiais mais rígidos, como o compósito reforçado com fibras (FRC), a nano-zircónia (N-Zr) e a liga de cobalto-crómio-molibdénio, proporcionam um maior reforço com uma espessura de 0,5 mm. Esta conclusão pode ser explicada pela deformação semelhante do PEEK e do PMMA devido aos seus módulos elásticos comparáveis, que são 4 GPa e 2,7 GPa, respetivamente. Muhsin et al. avaliaram bases de dentaduras fabricadas com PEEK e PMMA fresado ou termoprimido. Os resultados deste estudo in vitro mostraram que as bases de prótese em PEEK tinham maior resistência ao impacto e à tração do que o PMMA. Assim, o PEEK pode ser considerado como um material adequado para bases de próteses dentárias que oferecem resistência à concentração de entalhes e à fratura. Além disso, dois estudos in vitro revelaram uma melhor resistência às manchas e uma menor rugosidade da superfície após o polimento dos materiais PEEK em comparação com o PMMA.

Para além disso, alguns estudos afirmaram que o PEEK pode ser utilizado como um acessório de retenção de sobredentaduras suportadas por implantes. Num estudo clínico de Mangano et al., 15 pacientes totalmente edêntulos foram reabilitados com uma sobredentadura maxilar suportada por 4 implantes e uma barra de PEEK fabricada em CAD-CAM. Após um ano em função, não se registou qualquer perda de implantes e verificou-se uma taxa de sucesso de 80% para as sobredentaduras suportadas por implantes. Um relatório clínico também sugeriu a utilização de uma sobredentadura suportada por implantes com a parte recetora da barra fresada a partir de PEEK polimerizada numa estrutura de zircónia para a reabilitação de um paciente edêntulo. Os autores relataram a elevada satisfação do paciente com a função e a estética após 6 meses.

Próteses dentárias removíveis com coroa dupla

Um relato de caso de Hahnel et al. sugeriu a utilização de coifas metálicas primárias e estrutura PEEK CAD- CAM secundária revestida com resina composta para o fabrico de próteses dentárias provisórias removíveis com coroa dupla. Outro relato de caso descreveu a utilização de copings primários de zircónia e estrutura secundária de PEEK revestida com zircónia monolítica para a reabilitação de um paciente edêntulo com intolerância ao titânio. O estudo relatou um elevado conforto mastigatório e satisfação do paciente com baixo peso, muito boa adaptação e retenção. De acordo com Emera et al., os acessórios telescópicos fabricados a partir de coroas primárias de zircónia e coroas secundárias de PEEK também podem ser uma solução viável para a retenção de sobredentaduras sobre implantes, proporcionando uma redução das tensões transmitidas aos implantes devido à capacidade de quebra de tensões do PEEK .

Vários estudos in vitro testaram as forças de retenção de sistemas de coroa dupla com coroas primárias de zircónia e coroas secundárias de PEEK. Um estudo in vitro descobriu que as coroas PEEK secundárias fornecem forças de retenção estáveis após 10 anos de envelhecimento simulado e valores comparáveis na linha de base com coroas electroformadas bem estabelecidas. Outra vantagem das coroas telescópicas fabricadas digitalmente é que, em caso de perda de retenção ou outra complicação técnica, qualquer parte do sistema de coroa dupla pode ser reproduzida utilizando os dados armazenados. Merk et al. avaliaram a retenção entre coroas primárias de zircónia e coroas secundárias de PEEK de diferentes cones e métodos de fabrico; fresadas a partir de PEEK em bruto; prensadas termicamente a partir de PEEK em pellets; prensadas termicamente a partir de PEEK granular. Os resultados do estudo mostraram que o método de fabrico e o ângulo de conicidade não tiveram um efeito consistente nas forças de retenção dos diferentes grupos. No entanto, no que diz respeito à retenção, o PEEK pode ser considerado como uma solução viável para RDPs retidas por coroas duplas com coroas primárias de zircónia. Num estudo semelhante, Stock et al. descobriram que as coroas PEEK cónicas fresadas a 0° apresentavam a força de retenção mais baixa, enquanto as coroas PEEK cónicas fresadas a 2° tinham os valores de força de retenção mais elevados. A força de retenção das coroas PEEK prensadas não foi influenciada pelo ângulo de conicidade. No entanto, os grupos de PEEK prensado mostraram uma diminuição da retenção após os primeiros vinte ciclos de tração. A explicação dada pelos autores foi que a maior elasticidade do PEEK prensado leva a uma ligeira deformação durante a remoção das coroas secundárias. Assim, a fresagem precisa de peças em PEEK poderia ser uma técnica mais previsível para sistemas de coroa dupla. As mesmas conclusões foram alcançadas por Wagner et al. que estudaram a retenção entre coroas telescópicas de PEEK e copings de cromo-cobalto de diferentes cones e métodos de fabrico. Outro estudo in vitro demonstrou que o PEEK fresado também pode ser utilizado como material de coroa primária com forças de retenção elevadas em combinação com coroas secundárias de zircónia, cobalto-crómio ou electroformadas.

Talas oclusais, postes intra-radiculares, pilares de implantes, pilares de cicatrização e restaurações provisórias

A utilização de PEEK foi adicionalmente recomendada para as talas oclusais fabricadas em CAD-CAM. Um estudo in vitro de Benli et al. constatou uma menor perda de volume e alteração da rugosidade das talas oclusais em PEEK após simulação de mastigação, em comparação com outros materiais CAD-CAM, como o acetato de vinilo (EVA), o polimetacrilato de metilo (PMMA), o policarbonato (PC) e o polietilenotereftalato (PETG). Foi também afirmado que os postes intrarradiculares de PEEK fresado poderiam ser uma alternativa aos postes de fibra de vidro e de metal fundido. De acordo com um estudo in vitro, os pinos de PEEK apresentaram maior resistência à tração do que os pinos de metal e de fibra de vidro, quando utilizados com o tratamento de superfície e o sistema adesivo adequados. Estudos anteriores avaliaram o desempenho do PEEK para pilares de implantes fabricados em CADCAM, pilares de cicatrização personalizados e coroas provisórias. Uma análise de elementos finitos comparando pilares personalizados em PEEK e zircónia encontrou valores de tensão mais elevados em coroas de restauração para pilares em PEEK.

Um ensaio clínico aleatório de Beretta et al. avaliou a utilização de pilares de cicatrização personalizados fabricados em CAD-CAM e tampas de cicatrização padrão colocadas na fase cirúrgica para a criação do perfil de emergência pretendido. Após um período de cicatrização de 1-3 meses, os pilares de cicatrização personalizados PEEK criaram uma arquitetura gengival natural e exigiram menos passos protéticos para a formação do perfil de emergência em comparação com a utilização de tampas de cicatrização padrão. Por último, mas não menos importante, Abdullah et al. num estudo in vitro compararam coroas provisórias CAD-CAM com coroas provisórias diretas. Os materiais utilizados foram VITA CAD Temp, PEEK, Telio CAD-Temp e Protemp 4. Com base nos resultados deste estudo, as restaurações provisórias PEEK produzidas digitalmente demonstraram melhor ajuste e resistência à fratura do que as coroas provisórias convencionais.

PEKK para pinos endodônticos - núcleos e endocrowns

O biomaterial PEKK tem sido atraído para os sistemas de pós-core devido ao seu processamento aceitável (fresagem e prensagem), resistência mecânica adequada e capacidade de absorção de choques. O PEKK apresenta um comportamento biomecânico superior ao dos sistemas pós-core de metal e fibra de vidro. O PEKK mostrou uma resistência superior à fratura em comparação com os sistemas de pós-núcleos metálicos e de fibra de vidro devido ao módulo elástico e à resistência à flexão mais baixos. Lee et al. estudaram a segurança a longo prazo e o comportamento biomecânico do PEKK como material de núcleo e poste intrarradicular. O seu estudo concluiu que o PEKK como sistema de pós-núcleo dentário tem uma resistência à fratura potencialmente elevada, embora o PEKK tenha um módulo de elasticidade e uma resistência à flexão significativamente inferiores aos do metal (ouro) e da fibra de vidro (Fig. 6). Assim, o pós-core PEKK exibiu uma distribuição de tensão favorável na superfície intraradicular, indicando uma menor probabilidade de fratura da raiz do que os materiais convencionais de pós-core. Além disso, o PEKK transferiu tensões mais elevadas para os materiais da interface. Por conseguinte, a probabilidade de falha de descolagem da coroa e do cimento seria a nível da interface do que a dos sistemas de pós-core rígidos, onde a fratura da raiz poderia ser antecipada.

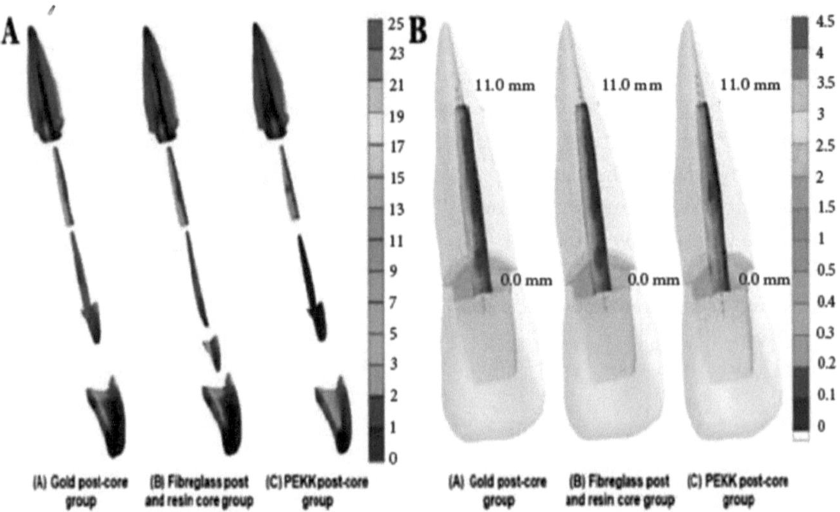

Fig. 6. Distribuição de tensões do pilar PEEK em comparação com o pós-núcleo de ouro e o pilar de fibra de vidro com núcleo de resina [78]. (A) Vistas de secção sagital da distribuição de tensão dos componentes. (B) Vistas de secção coronal da distribuição de tensão na superfície de interface do lado vestibular da dentina e do cimento do pilar ao longo do plano médio.

O pós-core PEKK apresenta uma distribuição de tensão favorável, reduzindo a possibilidade de fratura da raiz. No entanto, a descolagem e a falha da coroa podem ser maiores no pós-núcleo PEKK devido à sua flexibilidade. O material PEKK actua como um

O PEKK é um quebra tensões e reduz as forças transferidas para a restauração e para a raiz do dente. Assim, o PEKK pode ser utilizado como endocrowns para dentes tratados endodonticamente. Isto é importante, especialmente em dentes extensamente danificados. Para além disso, os pilares PEKK são adequados para o fabrico de pilares. Güven et al. estudaram a ligação de pilares PEKK pré-fabricados, pilares PEKK fabricados à medida e pilares de fibra convencionais. Verificaram que os postes PEKK fabricados à medida apresentavam uma força de ligação superior à dos postes PEKK pré-fabricados. O pilar PEKK personalizado apresentou a resistência de união máxima (17,34 MPa) na região cervical, tal como confirmado pela imagem eletrónica de varrimento. Os pilares de fibra convencionais apresentaram os valores mais elevados de resistência de união nas secções média (11,53 MPa) e apical (6,86 MPa). O condicionamento de um material influencia a ligação do PEKK. Fuhrmann et al. avaliaram a força de ligação dos sistemas adesivos ao PEKK amorfo e cristalino e ao PEEK reforçado com fibras, utilizando cinco tipos de técnicas de condicionamento da superfície. Verificaram que o PEEK reforçado com fibras apresentava resistências de ligação mais consideráveis e em todos os três tempos de armazenamento (5, 30, 150 dias) do que o PEKK cristalino e amorfo. O condicionamento e a preparação do revestimento de sílica apresentaram a maior resistência de ligação à tração. Por fim, embora exista uma vasta aplicação do PEKK em prótese dentária e implantologia oral, é necessária uma observação a longo prazo, uma vez que ainda não estão disponíveis dados a longo prazo para a estrutura PEKK.

TRATAMENTOS DE SUPERFÍCIE DE PEEK PARA MELHORAR A OSSEOINTEGRAÇÃO

Foram efectuadas várias investigações para modificar as superfícies do PEEK, revestindo-o ou misturando-o com partículas nanométricas e produzindo uma topografia de superfície a nível nanométrico para melhorar a osseointegração. Quando se pretende a osseointegração entre o tecido hospedeiro e os implantes, o PEEK limita as suas aplicações biomédicas devido à sua superfície bioinerte. Outro problema com o PEEK é a sua vulnerabilidade à aquisição de biofilmes que podem induzir periimplantite ou reacções inflamatórias no periodonto. Desde há muito que se tem vindo a desenvolver investigação para ultrapassar as desvantagens do PEEK e torná-lo adequado como material de implante.

Os autores introduziram grupos -COOH, -PO4H2 e -OH na superfície hidroxilada e pré-tratada do PEEK. Formou-se apatite semelhante ao osso, que aderiu firme e uniformemente ao substrato na superfície do PEEK e aumentou a fixação, proliferação e disseminação de células pré-osteoblásticas. (MC3T3-E1). Noutro estudo, o autor afirmou que tratou o PEEK com tratamentos de plasma de oxigénio e amoníaco para modificar a superfície. Foram observadas alterações no ângulo de contacto, nanoestrutura, adesão de proteínas e propriedades electroquímicas com a diferenciação osteogénica de adMSC. Num outro estudo, também se verificou uma influência positiva na adesão e diferenciação da linha de células osteogénicas humanas (HHOB-c) na superfície de PEEK. Noutro estudo, a viabilidade e a adesão diminuíram nas plaquetas de PEEK em culturas de osteoblastos fetais humanos. Uma forte razão para este facto foi a diminuição da fixação de osteoblastos em PEEK completamente polido com uma composição invulgar e que não pode ser adequado para aplicações de implantes osseointegrados. Foram feitas tentativas para modificar o PEEK com iões de tântalo por tratamento de plasma para formar nanopartículas de Ta2O5. O PEEK implantado com iões de tântalo apresentava uma superfície de nanoindentação e um módulo de elasticidade próximo do dos ossos humanos, melhorando a adesão, a multiplicação e a distinção osteogénica das rBMSCs.

Em alguns estudos, os implantes PEEK reforçados com fibra de carbono (CFR-PEEK) e os implantes CFR-PEEK cobertos com titânio foram implantados no fémur e avaliados após 8 semanas. Para aumentar a fixação das células na superfície do implante PEEK, foram efectuados estudos sobre o revestimento de hidroxiapatite (HA). Foram obtidos resultados promissores com implantes PEEK revestidos com HA em comparação com implantes PEEK não revestidos.

Para efeitos de enxertos ósseos e aplicações de engenharia de tecidos ósseos, o material PEEK foi modificado com biocompósito ternário de polieteretercetona-nanohidroxiapatite reforçado com fibras de carbono (PEEK/ CF/n-HA). Estes materiais tinham uma superfície nano ou micro topográfica que melhora a osteogénese e favorece o crescimento e a demarcação das células MG-63. A hidrofilicidade e a quantidade de iões Ca presentes na superfície aumentam à medida que a rugosidade da superfície aumenta. Isto promove a fixação e a proliferação das células e melhora a formação da atividade da fosfatase alcalina (ALP) e a génese dos nódulos de Ca. Os autores desenvolveram um biocompósito de polieteretercetona/nano-fluorohidroxiapatite (PEEK/nano-FHA), verificaram uma maior biocompatibilidade e uma atividade antibacteriana invitro, encorajaram a osteointegração in vivo e tiveram efeito na estrutura dos biofilmes, diminuindo a possibilidade de periimplantite. Também foram obtidos resultados semelhantes noutros estudos.

O PEEK fluorado foi fabricado por implantação iónica por imersão em plasma (PIII) e verificou-se um aumento da aderência das rBMSCs, da propagação celular, da multiplicação e da atividade da ALP em comparação com o PEEK puro. Tem um resultado bacteriostático superior contra os agentes patogénicos periodontais, Porphyromonas gingivatis. A funcionalização do PEEK foi efectuada por tratamento de sulfonação para incorporar compostos antibiofilmes únicos à base de lactama, de modo a encontrar um melhor substituto para a criação de biomateriais resistentes à contaminação bacteriana. A sulfonação também diminui o crescimento do biofilme e proporciona resistência contra Staphylococcus aureus e Escherichia coli.

Utilizou-se a pulverização catódica magnetrónica de impulso de alta potência para acumular revestimentos de TiO2 harmoniosos para os osteoblastos, no polímero biomédico PEEK, de modo a satisfazer as necessidades de osseointegração. O PEEK revestido com nTiO2 foi o biomaterial de eleição mais versátil em implantologia dentária, seguido do PEEK misturado com n-TiO2 e do PEEK não tratado. O Nano-TiO2 melhora notavelmente a bioatividade do PEEK, principalmente se tiver uma superfície composta rugosa e pode ser um novo material de implante alternativo para aplicações dentárias. O compósito bioativo constituído por poli(dopamina) e nanoesferas de sílica dopantes com lítio é aplicado na superfície de poliéter-éter-cetona (PK) (LPPK). O LPPK estimulou de forma notável as respostas das rBMSCs e revelou-se importante para a utilidade dentária. A estratificação de fosfato de magnésio amorfo na superfície de PEEK pode aumentar a formação de osso novo, promovendo assim a osteointegração.

Os implantes PEEK desempenharam um papel fundamental na distribuição das forças mastigatórias à volta do implante. A modificação da superfície do PEEK parece melhorar a adesão celular, a proliferação, a biocompatibilidade e as propriedades osteogénicas dos materiais de implante PEEK. O PEEK também influenciou a estrutura dos biofilmes e reduz as hipóteses de inflamação peri-implantar. Foram efectuados ensaios clínicos muito limitados com PEEK como implante dentário, pelo que é demasiado cedo para concluir que o PEEK pode substituir os implantes de Ti no futuro. É necessária mais investigação e um maior número de ensaios clínicos controlados sobre implantes PEEK num futuro próximo.

Colagem do polímero poliéter-éter-cetona (PEEK) à dentina humana, cemento, cimento resinoso e material acrílico

O PEEK é um termoplástico de engenharia biocompatível com propriedades materiais únicas que o tornam um material atrativo para a medicina dentária. Embora o PEEK tenha uma extensa história em aplicações industriais e médicas, pouca atenção lhe tem sido dada como material de restauração e adesão aos dentes, bem como a durabilidade da ligação após a utilização de vários protocolos; isto significa que os protocolos de adesão para o PEEK dentário não estão bem estabelecidos. No presente estudo, foi investigada a EBE entre o PEEK e a dentina humana. Verificou-se que a EBE entre os grupos experimentais não diferiu estatisticamente. É importante referir que não foram testadas as forças de adesão de espécimes não tratados, porque estudos demonstraram que não era possível obter uma força de adesão adequada entre o PEEK e o cimento resinoso com uma superfície não tratada.

Uma das principais vantagens do material PEEK é que pode ligar-se a compósitos indirectos polimerizados com luz. Para satisfazer os requisitos estéticos, este material, que apresenta uma meia translucidez baixa, pode ser revestido com resinas compostas· Nas pontes ligadas por resina produzidas a partir de material PEEK, há uma necessidade mínima de elementos de suporte e abrasões retentivas como nas próteses ligadas por resina metalocerâmica· Na utilização de material PEEK como pilar temporário, é necessária uma ligação elevada entre as resinas compostas na formação do perfil de emergência do tecido gengival e na moldagem da gengiva.

Para conseguir uma boa ligação entre o PEEK e o compósito, recomenda-se geralmente a limpeza e o desbaste da superfície. Na maioria dos casos, sabe-se que a aplicação de material opaco aumenta a resistência às forças de cisalhamento. Uma ligação bem sucedida em superfícies PEEK resulta da ativação da superfície com desbaste seguida de processamento com acetona, revestimentos de metacrilato à base de fosfato ou produtos triboquímicos.

As fibras PEEK apresentam uma resistência extremamente forte à maioria das substâncias químicas e só são afectadas por alguns ácidos de elevada concentração (ácido sulfúrico, ácido nítrico). Estudos anteriores mostraram que a acidificação com H2SO4 ou uma combinação de H2SO4 e H2O2 aplicada à superfície de PEEK era insuficiente na ligação de compósitos com material PEEK. A gama de processos de superfície actuais e os tempos de aplicação produziram resultados contraditórios no que diz respeito às forças de cisalhamento Estudos relataram que apenas o ácido sulfúrico ou uma mistura de ácido sulfúrico e peróxido de hidrogénio podem ser utilizados para tornar a superfície do PEEK áspera e, com a lixagem do PEEK, a área de superfície e a molhabilidade podem ser aumentadas

São utilizados vários sistemas adesivos para aumentar a ligação entre as resinas compostas e o PEEK. O autor referiu que a utilização de Visolink e Signum PEEK Bonds aumentou significativamente a ligação entre as resinas compostas e o PEEK.

Num estudo realizado por Taufell et al, concluiu-se que existiam vantagens como a resistência ao desgaste, a estandardização, a polimerização, a baixa coloração e o teor de monómeros do processo de revestimento feito através do método CAD-CAM em comparação com o revestimento manual.

A longevidade das próteses dentárias fixas indirectas pode ser afetada pelo modo de cimentação e a seleção do modo adequado deve ter em conta vários factores, incluindo as propriedades do material de restauração, a adaptação marginal, o tipo de restauração, o tratamento de superfície e o tipo de estrutura natural do dente do pilar de suporte: esmalte, dentina, cemento. As restaurações à base de PEEK enfrentam os mesmos desafios que outras restaurações sem metal. No entanto, os resultados deste estudo mostraram valores de resistência ao cisalhamento extremamente baixos (valor médio<3MPa em todos os grupos experimentais). Em estudos recentes deste grupo de investigação, sobre a adesão do Y-TZP à dentina, os valores médios de SBS foram superiores a 10 MPa nos grupos experimentais não expostos ao envelhecimento.

Estudos anteriores sobre SBS entre PEEK e cimento resinoso testaram apenas uma interface adesiva. No entanto, na clínica, são comuns múltiplas interfaces entre materiais. Além disso, estas múltiplas interfaces podem alterar o tipo de falha e podem influenciar os valores de resistência. Neste estudo, foram testadas duas interfaces: cimento/dentina e cimento/PEEK. A limitada literatura disponível sobre o PEEK apresenta resultados diferentes dos encontrados neste estudo. Estas diferenças podem ser atribuídas a diferentes metodologias de teste e tipos de PEEK (especialmente no que respeita aos materiais de reforço) utilizados nos estudos. Por exemplo, Uhrenbacher et al. relataram recentemente o efeito de diferentes tratamentos de superfície do PEEK na adesão à dentina humana. No entanto, os testes mecânicos e o cimento resinoso aplicado foram diferentes dos aplicados neste estudo, dificultando a comparação entre os resultados do estudo, especialmente devido ao facto de terem utilizado o teste de pull-off e a ciclagem térmica.

A interface cimento/dentina foi exaustivamente estudada em medicina dentária e os protocolos estão bem estabelecidos.

Em alguns estudos, foi seguido um protocolo de cimentação bem documentado que consiste no condicionamento ácido da dentina com ácido fosfórico a 35% e na aplicação de um sistema adesivo auto-impressivo de dois passos (Adper Single Bond 2), que é o sistema adesivo recomendado para utilização em associação com o cimento resinoso selecionado para o presente estudo (RelyX ARC). Por outro lado, a interface cimento resinoso/PEEK ainda não é suficientemente conhecida. A escolha do cimento resinoso convencional para este estudo baseou-se no facto de os grupos de ácido fosfórico na formulação do cimento autoadesivo não serem capazes de condicionar a superfície do PEEK. De facto, de acordo com o fabricante, o ácido fosfórico não é capaz de promover o ataque químico à superfície do PEEK, mesmo a 100°C e a uma concentração de 80%. Outros estudos testaram a adesão entre o PEEK e os cimentos resinosos auto-adesivos normalmente utilizados para a cimentação de próteses cerâmicas e metálicas. O Rely X Unicem (3M ESPE) foi testado várias vezes, para além do

Clearfill (Kuraray) e do Multilink Automix (Ivoclar).

Em alguns estudos, o tratamento da superfície do PEEK foi testado com ácido sulfúrico a 98% em diferentes tempos de exposição, com o objetivo de avaliar a sua influência na resistência de união do PEEK ao cimento resinoso. Soluções altamente corrosivas como o ácido sulfúrico a 98% e a solução Piranha (ácido sulfúrico + peróxido de hidrogénio) foram testadas noutros estudos *in vitro* para o tratamento da superfície do PEEK dentário. Estas soluções altamente corrosivas são necessárias porque o PEEK é um polímero apolar e inerte com elevada resistência química e baixa energia de superfície. O H2SO4 anidro é um líquido muito polar e um forte agente oxidante. Além disso, o ácido sulfúrico concentrado pode dissolver o PEEK à temperatura ambiente. Provoca um processo de inchaço no PEEK que cria porosidades na sua superfície. Esperava-se que tais porosidades pudessem atuar como ancoragem para o cimento resinoso, apesar de Schimidlin et al. terem observado a ausência de formação de "tags" no PEEK condicionado com ácido sulfúrico. O aumento do tempo de exposição ao ácido sulfúrico promove o aumento do tamanho dos poros. No entanto, quanto maior o tempo de exposição, maior a deterioração da superfície do PEEK, o que poderia levar a falhas coesivas. Sproesser et al. relacionaram uma maior percentagem de falhas coesivas no PEEK quando este foi exposto a 90, 120 ou 300 s. No estudo realizado, a falha coesiva do PEEK foi um resultado raro e observado apenas em espécimes expostos ao ácido sulfúrico durante 60 s. Todos os tempos de exposição testados no presente estudo foram capazes de aumentar a resistência de união. Para além disso, apesar da elevada percentagem de falhas pré-teste no grupo SA30, não foram encontradas diferenças significativas na proporção de tipos de falhas. O grupo SA5 apresentou valores anómalos e um desvio padrão elevado. Mas, olhando para a mediana dos SBSs dos grupos SA5, SA30 e SA60, notam-se valores semelhantes e falhas adesivas na interface cimento/PEEK representando 25% ou menos do número total de espécimes testados nestes grupos.

É importante notar que o ácido sulfúrico é um ácido forte e requer cuidados especiais no manuseamento, armazenamento e eliminação. A sua utilização em laboratórios de prótese ou consultórios dentários pode ser justificada se for obtida uma melhoria significativa na resistência de união. Não foram encontradas diferenças significativas na resistência de união entre o cimento resinoso convencional e o PEEK, mesmo quando o PEEK foi exposto ao ácido sulfúrico durante 60 s. Isto contradiz os resultados de Sproesser et al. que testaram tempos de exposição que variaram de 5 s a 300 s e relataram que o condicionamento do PEEK com ácido sulfúrico a 98% durante 60 s foi o melhor tempo de exposição para o cimento resinoso convencional (RelyX ARC). Os espécimes sujeitos a abrasão por ar (ALO) e tratamento triboquímico (ROC) apresentaram resultados semelhantes de valores de SBSs e modo de falha.

As falhas adesivas na interface cimento/PEEK representaram 50% no grupo ALO e 65% no grupo ROC, seguidas de falhas mistas (35% e 15%, respetivamente). Parece que a interface cimento/dentina era mais forte do que a interface cimento/PEEK nestes grupos. Por conseguinte, nenhum dos tratamentos de superfície testados foi capaz de melhorar a adesão entre o PEEK e o cimento resinoso, o que justifica investigações adicionais. Dado que os métodos tradicionais de tratamento de superfície, como o revestimento de sílica e o jato de areia com óxido de alumínio, são seguros e estão bem estabelecidos nos laboratórios e consultórios de prótese, devemos optar por utilizá-los em vez do ácido sulfúrico.

Tanto os tratamentos físicos como os químicos da superfície foram eficazes na promoção de uma ligação semelhante entre o PEEK, o cimento e a dentina.

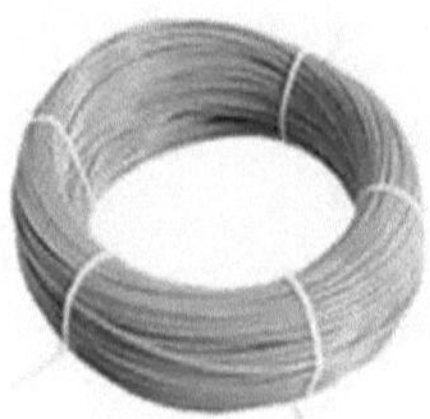

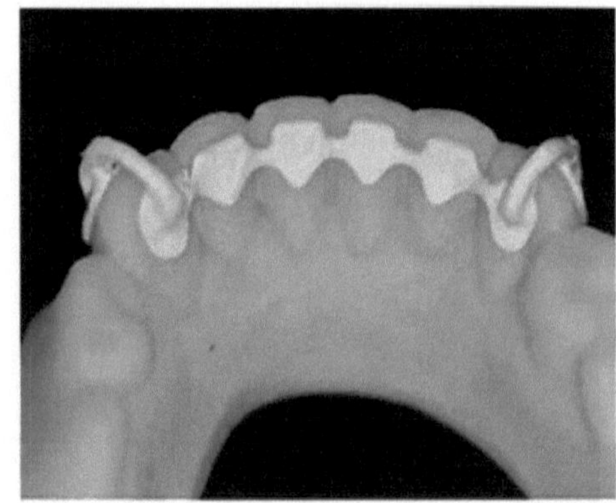

O PEEK pode ser utilizado como fio ortodôntico estético. Em comparação com outros polímeros, como o polietileno sulfona (PES) e o difluoreto de polivinilo (PVDF), os fios ortodônticos de PEEK proporcionam uma maior resistência ortodôntica. São obtidas forças ortodônticas semelhantes às dos fios de titânio-molibdénio (TiMo) e de níquel-titânio (Ni-Ti).

A maioria dos pacientes necessitaria de um retentor lingual fixo para manter os seus dentes anteriores estáveis após o tratamento ortodôntico (Renkema et al., 2008). O PEEK é conhecido pelas suas notáveis propriedades mecânicas. Pode ser modificado com aditivos, como fibras de carbono reforçadas, hidroxiapatita, sulfato de bário e dióxido de titânio, para alterar suas propriedades biomecânicas e comportamento (Kurtz, 2019). Os compostos PEEK, com e sem aditivos, têm boas propriedades de resistência à fadiga para suportar cargas cíclicas. O dióxido de titânio aumenta a rigidez do PEEK, para além da sua utilização original como agente branqueador (Schwitalla et al., 2017). Foi demonstrado que o PEEK com 20% de partículas de carga de TiO2 tinha a maior resistência de ligação quando comparado com um teor de carga superior ou inferior (Lümkemann et al., 2017).

O comportamento mecânico dos fios foi investigado através da realização de três ensaios. O primeiro teste teve como objetivo medir a força necessária para quebrar a ligação entre o fio e o adesivo compósito através da aplicação de uma força de compressão. A fixação do fio aos blocos de acrílico em forma de U, com a resina composta fixada num orifício no interior do bloco, garantiu a eliminação da ligação ao esmalte como variável; também o facto de o êmbolo passar livremente na ranhura do bloco, sem qualquer interferência, reflectiu a força de ligação real. O segundo teste foi adotado dos trabalhos de Cooke e Sherriff (2010) e Baysal et al. (2012), que investigaram o efeito combinado da ligação do adesivo ao fio e da ligação ao esmalte. O terceiro teste envolveu a medição da resistência de união enquanto o fio de retenção é submetido a uma força de tração, tendo sido adotado dos trabalhos de Bearn et al. (1997) e Baysal et al. (2012).

O tratamento da superfície é necessário para aumentar a ligação ao PEEK, uma vez que se trata de um material inerte. Airabrasão resulta na rugosidade da superfície, o que ajudará numa maior área de superfície e numa maior interligação entre o PEEK e o adesivo. Além disso, com a LV, a presença de triacrilato de pentaeritritol modifica a superfície do PEEK e pode resultar numa melhor ligação com os adesivos de resina (Caglar et al., 2018). Uma vez que não houve investigação anterior sobre a ligação

Para além disso, como o PEEK é um material de alta qualidade, foi decidido investigar os efeitos de ambos os tratamentos de superfície na força de descolagem, em comparação com a amostra não tratada. O desempenho do PEEK foi comparado com três fios retentores; um fio de aço inoxidável coaxial de seis fios, macio e morto, comummente utilizado, um fio retentor de aço inoxidável entrançado com um perfil plano que ajuda a reter as posições de torque finais e a reduzir a interferência oclusal, e um terceiro fio de titânio de um só fio, que tem, para além das caraterísticas do fio de aço inoxidável entrançado, uma taxa de desgaste reduzida e é isento de níquel.

CONCLUSÕES

O material PEEK é um material moderno que desperta interesse para utilização em medicina dentária. Devido ao elevado módulo de elasticidade, próximo do do osso e da dentina, o material está a ser cada vez mais utilizado em implantologia. Pode considerar-se que o aumento da ligação do material com resinas acrílicas e compostas e o desenvolvimento das propriedades de osteointegração aumentarão ainda mais as aplicações dentárias. Devido às propriedades mecânicas e biológicas superiores do material PEEK, pode considerar-se que, no futuro, as próteses feitas de polímero terão um lugar nas aplicações de rotina e que o material PEEK será utilizado em estruturas de pilares dentários e no domínio da endodontia.

Referências

1.Carl E. Misch contemporary implant dentistry - 4th edition. St. Louis, MO:Elsevier/Mosby;2018.

2. Singh A. Clinical Implantology, Nova Deli: Jaypee Brothers Medical Publishers; 2018.

3. Warreth A, Ibieyou N, O'Leary RB, Cremonese M, Abdulrahim M. Implantes dentários: Uma visão geral. Atualização Dentária. 2017 Jul 2;44(7):596-620.

4. Tamrakar SK, Mishra SK, Chowdhary R, Rao S. Análise comparativa da distribuição de tensões em torno de implantes CFR-PEEK e implantes de titânio com diferentes coroas protéticas: uma análise de elementos finitos. Dent Med Probl. 2021 Jul 1;58:359- 67

5. Jovanovic et al, Carranza FA ,Diagnosis and treatment of peri implant complications Carranza's clinical periodontology.

6. Mishra S, Chowdhary R. PEEK materials as an alternative to titanium in dental implants: Uma revisão sistemática. Dentisteria de implantes clínicos e investigação relacionada. 2019 Feb;21(1):208-22.

7. Tekin S, Cangül S, Adigüzel Ö, Deger Y. Áreas de utilização do material PEEK em medicina dentária. Investigação Dentária Internacional. 2018 Aug 27;8(2):84-92.

8.Sarasua JR, Remiro PM, Pouyet J. The mechanical behaviour of PEEK short fibre composites. Journal of materials science. 1995 Jul;30(13):3501-8.

9. Tetelman ED, Babbush CA. Um novo pilar de transição para estética e função imediatas. Implant Dent. 2008 Mar;17(1):51-8.

10.Stawarczyk B, Keul C, Beuer F, Roos M, Schmidlin PR. Resistência de ligação à tração de resinas de revestimento ao PEEK: impacto de diferentes adesivos. Revista de materiais dentários. 2013 May 30;32(3):441-8.

11. Stawarczyk B, Beuer F, Wimmer T, Jahn D, Sener B, Roos M, Schmidlin PR. Polyetheretherketone-a suitable material for fixed dental prostheses? Jornal de Investigação de Materiais Biomédicos Parte B: Biomateriais Aplicados. 2013 Oct;101(7):1209-16.

12. Schwitalla A, Müller WD. Implantes dentários PEEK: uma revisão da literatura.

Jornal de Implantologia Oral. 2013 Dec;39(6):743-9.

13.Stawarczyk B, Eichberger M, Uhrenbacher J, Wimmer T, Edelhoff D, Schmidlin PR. FDPs de compósito de poliéter-éter-cetona reforçados com três unidades: influência do método de fabrico na capacidade de suporte de carga e nos tipos de falha. Revista de materiais dentários. 2015 Jan 30;34(1):7-12.

14.Rosentritt M, Preis V, Behr M, Sereno N, Kolbeck C. Resistência ao cisalhamento entre compósito de revestimento e PEEK após diferentes modificações de superfície. Clinical oral investigations. 2015 Apr;19(3):739-44.

15.Stock V, Wagner C, Merk S, Roos M, Schmidlin PR, Eichberger M, Stawarczyk B . Força de retenção de coroas PEEK telescópicas fabricadas de forma diferente com diferentes cones. Dental Materials Journal. 2016 Jul 29;35(4):594-600.

16. Rocha RF, Anami LC, Campos TM, Melo RM, Souza RO, Bottino MA. Colagem do polímero poliéter-éter-cetona (PEEK) à dentina humana: efeito do tratamento de superfície. Revista Brasileira de Odontologia. 2016 Oct;27:693-9.

17. Nazari V, Ghodsi S, Alikhasi M, Sahebi M, Shamshiri AR. Resistência à fratura de próteses parciais fixas suportadas por implantes de três unidades com altura excessiva da coroa fabricados com diferentes materiais. Jornal de Medicina Dentária (Teerão, Irão). 2016 Nov;13(6):400.

18. Taufall S, Eichberger M, Schmidlin PR, Stawarczyk B. Carga de fratura e tipos de falha de diferentes próteses dentárias fixas de poliéter-éter-cetona folheadas. Investigações clínicas orais. 2016 Dec;20(9):2493-500.

1 9.Sinha N, Gupta N, Reddy KM, Shastry YM. Versatilidade do PEEK como estrutura de prótese parcial fixa. O Jornal da Sociedade Indiana de Dentisteria Protética. 2017 Jan;17(1):80

20. Zoidis P, Bakiri E, Polyzois G. Utilização de poliéter-éter-cetona modificado (PEEK) como material alternativo para restaurações endocrown: Um relatório clínico a curto prazo. The Journal of prosthetic dentistry. 2017 Mar 1;117(3):335-9.

21. Parmigiani-Izquierdo JM, Cabana-Munoz ME, Merino JJ, Sanchez-Perez A. Implantes de zircónia e restaurações de peek para a substituição de molares superiores. Revista internacional de implantologia dentária. 2017 Dec;3(1):1-5.

22. Bötel F, Zimmermann T, Sütel M, Müller WD, Schwitalla AD. Influência de diferentes parâmetros do processo de plasma de baixa pressão na resistência de união ao cisalhamento entre compósitos de revestimento e materiais PEEK. Dental Materials. 2018 Sep 1;34(9):e246-54.

23. Younis M, Unkovskiy A, ElAyouti A, Geis-Gerstorfer J, Spintzyk S. The Effect of Various Plasma Gases on the Shear Bond Strength between Unfilled Polyetheretherketone (PEEK) and Veneering Composite Following Artificial Aging (O efeito de vários gases de plasma na resistência de ligação ao corte entre a polieteretercetona não preenchida (PEEK) e o compósito de revestimento após envelhecimento artificial). Materials. 2019 Jan;12(9):1447.

24. Bathala L, Majeti V, Rachuri N, Singh N, Gedela S. O papel da poliéter éter cetona (PEEK) na medicina dentária - uma revisão. Jornal de medicina e vida. 2019 Jan;12(1):5.

25. Mishra S, Chowdhary R. PEEK materials as an alternative to titanium in dental implants: Uma revisão sistemática. Dentisteria de implantes clínicos e investigação relacionada. 2019 Feb;21(1):208-22.

26. Amelya A, Kim JE, Woo CW, Otgonbold J, Lee KW, Kim JE, Woo CW, Lee KW. LoadBearing Capacity of Posterior CAD/CAM Implant-Supported Fixed Partial Dentures Fabricadas com diferentes materiais estéticos. Jornal Internacional de Dentisteria Protética. 2019 Mar 1;32(2)

27. Tartuk BK, Ayna E, Ba§aran EG. Comparação das capacidades de carga de coroas molares monolíticas em PEEK, zircónia e cerâmica híbrida. Meandros Medical and Dental Journal. 2019 Abr 1;20(1):45

28. Rikitoku S, Otake S, Nozaki K, Yoshida K, Miura H. Influência do teor de SiO2 da poliéter-éter-cetona (PEEK) nas propriedades de flexão e na resistência à tração do cimento resinoso. Revista de materiais dentários. 2019 May 29;38(3):464-70.

29. Atsü SS, Aksan E, Bulut AC. Resistência à fratura de pilares de implantes de titânio, zircónia e poliéter-éter-cetona reforçados com cerâmica que suportam coroas de cerâmica de dissilicato de lítio monolítico CAD/CAM após envelhecimento. Jornal internacional de implantes orais e maxilofaciais. 2019 May 1;34(3).

30. Jin HY, Teng MH, Wang ZJ, Li X, Liang JY, Wang WX, Jiang S, Zhao BD. Avaliação comparativa de BioHPP e titânio como uma estrutura revestida com resina composta para próteses dentárias fixas suportadas por implantes. O Jornal de dentisteria protética. 2019 Oct 1;122(4):383-8.

31. Yilmaz B, Batak B, Seghi RR. Análise de falhas de polímeros de alto desempenho e da nova geração de zircónia cúbica utilizada em próteses fixas cantilever suportadas por implantes. Dentisteria de implantes clínicos e investigação relacionada. 2019 Dec;21(6):1132-9

3 2.Sulaya K, Guttal SS. Avaliação clínica do desempenho da restauração de uma coroa unitária de poliéter-éter-cetona - um estudo piloto. O Jornal da Sociedade Indiana de Dentisteria Protética. 2020 Jan 1;20(1):38

33. Elmoutawakkil, N, Bellemkhannate S as aplicações de poliéter-éter-cetona (peek) em medicina dentária: revisão sistemática". American Journal of Innovative Research and Applied Sciences. 2020; 10(2): 192-200

34. Papathanasiou I, Kamposiora P, Papavasiliou G, Ferrari M. A utilização de PEEK em protética digital: Uma revisão narrativa. BMC Saúde Oral. 2020 Dec;20(1): 1-1.

35. Mourya A, Nahar R, Mishra SK, Chowdhary R. Distribuição de tensões em torno de diferentes pilares em implantes de titânio e CFR-PEEK com diferentes próteses

sob carga parafuncional: Um estudo 3D FEA. Jornal de Biologia Oral e Investigação

Craniofacial. 2021 Abr 1;11(2):313-20.

36. Pourkhalili H, Maleki D. Fracture resistance of polyetheretherketone, Ni-Cr, and fiberglass postcore systems: Um estudo in vitro. Jornal de Investigação Dentária. 2022;19.

37. Liping Ouyang et al , Surface Roughness PEEK implant both in vivo and in vitro; 2021 Apr 1;11(2):313-20.

38. Nouh I, Kern M, Sabet AE, Aboelfadl AK, Hamdy AM, Chaar MS. Comportamento mecânico de coroas posteriores de pilar híbrido totalmente em cerâmica versus pilares híbridos com coroas separadas - um estudo laboratorial. Investigação clínica sobre implantes orais. 2019 Jan;30(1):90-8.

39. de Kok P, Kleverlaan CJ, de Jager N, Kuijs R, Feilzer AJ. Desempenho mecânico de coroas posteriores suportadas por implantes. O Jornal de Medicina Dentária Protética. 2015 Jul 1;114(1):59-66.

40. Malo P, de Araujo Nobre M, Lopes A, Ferro A, Gravito I. Reabilitações unitárias suportadas por implantes dentários utilizados num protocolo de provisionalização imediata: relatório de resultados a longo prazo com acompanhamento retrospetivo. Clínica de implantologia e investigação relacionada. 2015 Oct;17:e511-9.

41. Varga S, Spalj S, Lapter Varga M, Anic Milosevic S, Mestrovic S, Slaj M. Força máxima voluntária de mordida molar em indivíduos com oclusão normal. Jornal Europeu de Ortodontia. 2011 Aug 1;33(4):427-33.

42. Albero A, Pascual Moscardo A, Camps Alemany I, Grau Benitez M. Caracterização comparativa de uma nova rede de cerâmica infiltrada com polímero cad-cam.

43. Kiliaridis, S., Kjellberg, H., Wenneberg, B. e Engström, C., 1993. A relação entre a força máxima de mordida, a resistência à força de mordida e a morfologia facial durante o crescimento: A crosssectional study. *Ata Odontologica Scandinavica, 51(5),* pp.323-331.

44. Gibbs CH, Mahan PE, Lundeen HC, Brehnan K, Walsh EK, Sinkewiz SL, Ginsberg SB. Forças oclusais durante a mastigação - influências da força de mordida e da consistência dos alimentos. J Prosthet Dent. 1981 Nov 1;46(5):561-7.

45. Kiliaridis S, Kjellberg H, Wenneberg B, Engström C. The relationship between maximal bite force, bite force endurance, and facial morphology during growth: Um estudo transversal. Ata Odontologica Scandinavica. 1993 Jan 1;51(5):323- 31.

46. Hamouda IM, Shehata SH. Resistência à fratura de dentes posteriores restaurados com materiais de restauração modernos. Jornal de investigação biomédica. 2011 Nov 1;25(6):418-24.

47. Makhija SK, Lawson NC, Gilbert GH, Litaker MS, McClelland JA, Louis DR, Gordan VV, Pihlstrom DJ, Meyerowitz C, Mungia R, McCracken MS. Dentist material selection for

singleunit crowns: Resultados da Rede Nacional de Investigação Baseada na Prática Dentária. Journal of dentistry. 2016 Dec 1;55:40-7.

48.Siewert B, Parra M. Eine neue Werkstoffklasse in der Zahnmedizin. PEEK als Gerüstmaterial bei. 2013:148-59.

49. Maekawa M, Kanno Z, Wada T, Hongo T, Doi H, Hanawa T, Takashi Ono T, Uo M. Propriedades mecânicas de fios ortodônticos feitos de plástico de super engenharia. Dent Mater J 2015;34(1):114-119.

50.Sandler J, Werner P, Shaffer M, Demchuk V, Altstädt V, Windle A. Compósitos de poli(éter-éter-cetona) reforçados com nanofibras de carbono. Compos Part A: Appl Sci Manuf 2002;33:1033-9.

51.Martin R, Ishida J. The relative effects of collagen fiber orientation, porosity, density, and mineralization on bone strength. J Biomech 1989;22:419-26

52.Sano H, Ciucchi B, Matthews W, Pashley D. Propriedades de tração da dentina humana e bovina mineralizada e desmineralizada. J Dent Res 1994;73:1205-11.

53. Cavalli V, Giannini M, Carvalho R. Efeito dos agentes branqueadores à base de peróxido de carbamida na resistência à tração do esmalte humano. Dental Mater 2004;20:733-9.

54. Williams D, McNamara A, Turner R. Potencial do poliéter-éter-cetona (PEEK) e do PEEK reforçado com fibras de carbono em aplicações médicas. J Mat Sci Letters 1987;6:188-190

55. Wenz L, Merritt K, Brown S, Moet A, Steffee A. In vitro biocompatibility of polyetheretherketone and polysulfone composites. J Biomed Mater Res 1990;24:207-15.

56. Petillo O, Peluso G, Ambrosio L, Nicolais L, Kao W, Anderson J. Indução in vivo da expressão do antigénio Ia dos macrófagos (MHC classe II) por polímeros biomédicos no sistema de implantes em gaiola. J Biomed Mater Res 1994;28:635-46

57. Hunter A, Archer C, Walker P, Blunn G. Attachment and proliferation of osteoblasts and fibroblasts on biomaterials for orthopaedic use. Biomaterials 1995;16:287-95.

58. Morrison C, Macnair R, MacDonald C, Wykman A, Goldie I, Grant M. In vitro biocompatibility testing of polymers for orthopaedic implants using cultured fibroblasts and osteoblasts. Biomaterials 1995;16:987-92

59. Cook S, Rust-Dawicki A. Avaliação preliminar de implantes dentários PEEK revestidos a titânio. J Oral Implantol 1995;21:176-81.

60. Lin T, Corvelli A, Frondoza C, Roberts J, Hungerford D. O compósito de vidro promove a proliferação e a produção de osteocalcina de células osteoblásticas humanas. J Biomed Mater Res 1997;36:137-44.

61. Katzer A, Marquardt H, Westendorf J, Wening JV, von Foerster G. Polieteretercetona - citotoxicidade e mutagenicidade in vitro. Biomaterials 2002;23:1749-59.

62. Najeeb S, Bds ZK, Bds SZ, Bds MS. A bioatividade e a osteointegração do PEEK são inferiores às do titânio: Uma revisão sistemática. J Oral Implantol 2016;42:512-6.

63. Ma R, Tang T. Estratégias actuais para melhorar a bioatividade do PEEK. Int J Mol Sci 2014;15:5426-45.

64. Zheng Y, Xiong C, Zhang S, Li X, Zhang L. Revestimento de apatita semelhante a osso na superfície funcionalizada de poli (éter-éter-cetona) através da técnica de camadas de silanização personalizadas. Mater Sci Eng C Mater Biol Appl 2015;55:512-23.

65. Wolff, J. Das Gesetz der Transformation der Knochen. A. Hirschwald: Berlim, 1892. Traduzido por Manquet, P. e Furlong, R. como The Law of Bone Remodelling. Springer: Berlim, 1986.

66. Huiskes, R, Ruimerman, R, Van Lenthe, GH, Janssen, JD. Efeitos das forças mecânicas na manutenção e adaptação da forma no osso trabecular. Nature 2000;405:704-706.

67. Brown, IW, Ring, PA. Alterações osteolíticas na parte superior da diáfise femoral após a substituição da anca com revestimento poroso. J Bone Joint Surg Br 1985;67:218-221

68. Kerner, J, Huiskes, R, van Lenthe, GH, Weinans, H, van Rietbergen, B, Engh, CA, Amis, AA. A correlação entre a densidade óssea periprotética pré-operatória e a perda óssea pós-operatória na ATQ pode ser explicada pela remodelação adaptável à tensão. J Biomech 1999;32:695-703.

69. Lee WT, Koak JY, Lim YJ, Kim SK, Kwon HB, Kim MJ. Proteção contra o stress e limites de fadiga de implantes dentários de poli-éter-éter-cetona. J Biomed Mater Res B Appl Biomater. 2012;100:1044-52.

70. . Najeeb S, Khurshid Z, Matinlinna J, Siddiqui F, Nassani M, Baroudi K. Implantes Dentários Peek Nanomodificados: Compósitos bioactivos e modificação da superfície - uma revisão. Int J Dent 2015;2

71. . Durham J, Allen M, Rabiei A. Preparação, caraterização e resposta in vitro de revestimentos bioactivos em poliéter éter cetona. J Biomed Mater Res B Appl Biomater 2017;105:560-7.

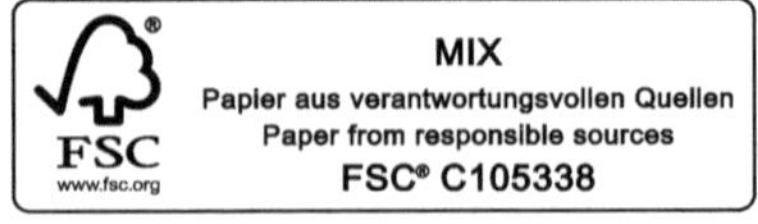

Printed by Books on Demand GmbH, Norderstedt / Germany